AF296660

L'ŒUVRE MÉDICO-CHIRURGICAL

Dʳ CRITZMAN, Directeur

Monographies Cliniques

SUR

les Questions Nouvelles

en Médecine
en Chirurgie, en Biologie

Nᵒ 41

(publié le 25 mai 1903)

TRAITEMENT DE LA SYPHILIS

(2ᵉ ÉDITION)

PAR

E. GAUCHER

PROFESSEUR DE CLINIQUE DES MALADIES CUTANÉES ET SYPHILITIQUES
A LA FACULTÉ DE MÉDECINE DE PARIS, MÉDECIN DE L'HÔPITAL SAINT-LOUIS

PARIS

MASSON ET Cⁱᵉ, ÉDITEURS

LIBRAIRES DE L'ACADÉMIE DE MÉDECINE

120, BOULEVARD SAINT-GERMAIN (6ᵒ)

CONDITIONS DE LA PUBLICATION

La science médicale réalise journellement des progrès incessants, les questions et découvertes vieillissent pour ainsi dire au momen même de leur éclosion. Les traités de médecine et de chirurgie, quelque rapides que soient leurs différentes éditions, auront toujours grand'peine à se tenir au courant.

C'est pour obvier à ce grave inconvénient, auquel les journaux, à cause de leur devoir de donner les nouvelles médicales de toutes sortes et nullement coordonnées, ne sauraient remédier, que nous avons fondé, avec le concours des savants et des praticiens les plus autorisés, un recueil de Monographies destinées à pouvoir être ajoutées par le lecteur même aux traités de médecine et de chirurgie qu'il possède, les tenant ainsi au courant de toutes les innovations et de toutes les grandes découvertes médicales.

Nous tenant essentiellement sur le terrain pratique, nous essayons de donner à chaque problème une formule complète. La valeur et l'importance des questions sont examinées d'une manière critique, de façon à constituer un chapitre entier, digne de figurer dans le meilleur traité médico-chirurgical.

La *Médecine* proprement dite, la *Thérapeutique*, la *Chirurgie* et *toutes les spécialités médicales* sont représentées dans notre collection. Les Sciences naturelles n'y seront pas non plus négligées. La *Zoologie*, la *Microbiologie* avec la sérothérapie et les problèmes de l'immunité, la *Chimie biologique* et les toxines trouveront une large place dans cette publication.

Chaque question y est traitée, soit par celui dont les travaux l'ont soulevée, soit par l'un des auteurs les plus compétents, et chacun, homme de science, praticien ou simple étudiant, pourra facilement et sans perte de temps y étudier la question qui l'intéresse. On y trouvera réunies la presque totalité des grandes découvertes médicales traitées d'une manière classique. Par sa nature même, par son but, notre publication doit être et sera absolument éclectique. Elle ne dépendra d'aucune école.

Les **Monographies** *n'ont pas de périodicité régulière.*

Nous publions, aussi souvent qu'il est nécessaire, des fascicules de 30 à 40 pages, dont chacun résume une question à l'ordre du jour, et cela de telle sorte qu'aucune ne puisse être omise au moment opportun.

Les Éditeurs acceptent des souscriptions payables par avance, pour une série de 10 monographies, au prix de 10 francs pour la France et 12 francs pour l'étranger.

Chaque Monographie est vendue séparément 1 fr. 25.

Toutes les communications relatives à la Direction doivent être adressées sous le couvert du Dᴿ Critzman, 28, rue Greuze, 16ᵉ, à Paris.

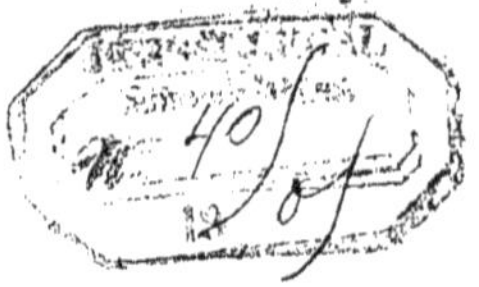

TRAITEMENT DE LA SYPHILIS

(2ᵉ ÉDITION)

PAR

E. GAUCHER

PROFESSEUR DE CLINIQUE DES MALADIES CUTANÉES ET SYPHILITIQUES
A LA FACULTÉ DE MÉDECINE DE PARIS, MÉDECIN DE L'HÔPITAL SAINT-LOUIS

I

Le but de ce travail est simplement d'exposer et de formuler le traitement de la syphilis tel que je l'enseigne dans mon cours, tel que je le pratique dans mon service hospitalier et dans ma clientèle, sans entrer dans aucun détail historique, sans faire la critique des autres méthodes thérapeutiques, sans même citer l'opinion des auteurs, si éminents et si compétents qu'ils soient en la matière.

Je décline donc, d'avance, le reproche d'être incomplet. *Le lecteur est bien prévenu que ce ne sont pas tous les modes de traitement de la syphilis qu'il trouvera dans cet opuscule, mais seulement le traitement que j'emploie et que je conseille*, parce qu'il m'a donné de bons résultats.

II

Il y a trois périodes dans l'évolution de la syphilis :

1º *La période primaire*, constituée par l'accident initial ou le chancre ;

2º *La période secondaire*, caractérisée par des lésions généralisées ;

3º *La période tertiaire*, caractérisée par des lésions localisées.

Ces lésions peuvent d'ailleurs être les mêmes, morphologiquement et anatomiquement, à ces deux périodes. Relativement aux manifestations cutanées, on observe des érythèmes, des papules, des tubercules, des pustules et même des gommes, aussi bien à la période secondaire qu'à la période tertiaire ; mais, dans la période secondaire, ces lésions sont généralisées ; dans la période tertiaire, elles sont localisées.

Les lésions viscérales peuvent exister également aux deux périodes, aussi bien que les lésions vasculaires et les accidents nerveux.

Bien que le traitement général de la syphilis diffère peu pendant toute la durée de son évolution, il y a cependant des indications spéciales à chaque période. Le traitement local est également différent selon la forme, le siège, la distribution et la localisation des manifestations spécifiques. Il y a donc avantage à exposer séparément le traitement de l'accident initial ou du chancre, celui de la période secondaire et celui de la période tertiaire.

III

TRAITEMENT DU CHANCRE

Le chancre peut siéger aux organes génitaux, c'est le cas le plus fréquent ; il peut siéger sur la peau ; il peut siéger sur les muqueuses exposées à l'extérieur, particulièrement sur les lèvres, sur la langue, dans la gorge et à l'anus.

Ce chancre est très variable d'importance, d'étendue et de durée. Comme, dans bien des cas, il ne détermine aucune douleur, s'il est de dimension minime, s'il siège dans un repli muqueux peu accessible à la vue, particulièrement chez la femme, il peut passer facilement inaperçu ; c'est ce qui explique la fréquence des syphilis ignorées. Mais, bien qu'on ne l'ait pas vu toujours, il n'en a pas moins toujours existé. Il y a toujours un chancre à l'origine de toute syphilis, mais ce chancre peut guérir seul, facilement et sans aucun traitement.

Dans les cas habituels, quand le chancre constitue une lésion visible et durable, le traitement local diffère selon le siège de l'accident primitif ; il diffère aussi selon son étendue ; il peut présenter enfin des indications thérapeutiques spéciales, d'après les complications qui viennent modifier sa marche naturelle.

D'une manière générale et quel que soit le siège du chancre, la cautérisation de celui-ci est tout à fait inutile et ne peut arrêter l'évolution de la maladie. Cette cautérisation n'est même pas utile le plus souvent pour la guérison de la lésion. Elle ne peut être justifiée que pour diminuer dans une certaine mesure les chances de la contagion.

Si la cautérisation du chancre n'a aucune action sur l'évolution fatale de la syphilis, l'excision de ce chancre, quand il siège sur une région où l'opération est possible, n'a pas plus d'efficacité, même quand cette excision est pratiquée sur la lésion tout à fait à son début. C'est, en effet, une grande erreur de croire que c'est du chancre que dérive l'infection syphilitique. Quand le chancre se développe, l'organisme est déjà tout entier infecté, ou, au moins, l'infection est répandue dans un territoire lymphatique assez étendu, pour dépasser de beaucoup les limites de l'excision. C'est à tort qu'on compare quelquefois la syphilis à la tuberculose. La tuberculose peut être locale et rester longtemps et même toujours locale.

La syphilis, au contraire, est générale d'emblée. La tuberculose agit surtout directement par son bacille, accessoirement seulement par ses toxines. La syphilis, au contraire, dont j'admets parfaitement la nature parasitaire, bien que son parasite ne soit pas connu, est une intoxication beaucoup plus qu'une infection ; comme toutes les intoxications, elle imprègne, dès qu'elle existe, toutes les humeurs et tous les tissus de l'organisme.

Il n'y a donc pas lieu de tenter la destruction du chancre ou son ablation. Il faut seulement, par des topiques modificateurs et antiseptiques, favoriser et activer la guérison de la lésion. Ce traitement local diffère suivant le siège de l'accident primitif.

a. — TRAITEMENT LOCAL

Le *chancre des organes génitaux et de la peau* doit être traité par l'application de poudre d'iodoforme ou d'aristol, par des lavages avec la solution de sublimé à 1 p. 1000.

On emploie aussi quelquefois avec avantage la poudre de calomel ou la pommade au calomel à 1 p. 10. Le calomel est un bon agent cicatrisant du chancre, mais il a un inconvénient : dans les ulcérations de nature douteuse, quand le diagnostic de chancre syphilitique reste encore en suspens, l'application du calomel peut être une cause d'erreur, car elle provoque souvent l'induration artificielle de l'ulcération. Il ne faut donc employer le calomel que lorsque la nature syphilitique du chancre est indubitable.

Dans certains cas, la réaction inflammatoire déterminée par l'ulcération chancreuse est assez vive pour nécessiter l'application de compresses humides, émollientes, sur la région affectée.

Dans d'autres circonstances, le chancre est le siège d'une complication grave, qui est beaucoup plus fréquente dans le chancre mou que dans le chancre syphilitique, mais qui existe aussi dans celui-ci, c'est le *phagédénisme*. Cette complication, due très vraisemblablement à une infection secondaire, exige un traitement local un peu particulier.

On a préconisé bien des moyens de traiter le chancre phagédénique. Celui qui m'a semblé le mieux réussir consiste à déterger très soigneusement l'ulcération au moyen de lavages fréquents avec une solution faible de chlorure de zinc, à saupoudrer cette ulcération avec de l'iodoforme et, enfin, à la recouvrir en permanence avec un tampon d'ouate hydrophile ou, mieux, une compresse de gaze aseptique, imbibés de solution de chlorure de zinc à 1 p. 1000. Les bains généraux prolongés, conseillés par M. Fournier, constituent un très bon adjuvant du traitement précédent. Quelquefois aussi, il est utile de cautériser les bords de l'ulcération chancreuse avec une solution de nitrate d'argent au vingtième, pour arrêter l'extension du phagédénisme.

Chez les individus dont l'orifice préputial est étroit, un chancre du sillon balano-préputial ou de la face interne du prépuce peut déterminer un phimosis. On ne peut alors voir ni panser directement le chancre, dont la présence se révèle seulement par l'œdème du prépuce et l'induration des tissus, appréciable à la palpation. Le traitement, dans ce cas, se borne nécessairement à faire de fréquentes injections antiseptiques entre le prépuce et le gland, avec de l'eau boriquée ou avec une solution faible de résorcine.

Le *chancre du méat urinaire et du canal de l'urètre* est parfois accompagné d'une suppuration assez abondante; il peut être une cause de rétrécissement. Le traitement qui lui convient le mieux est l'introduction de crayons d'iodoforme.

Le *chancre de l'anus* doit être pansé avec des mèches enduites de pommade iodoformée, introduites dans l'orifice anal. Ce chancre est habituellement fissurique et par conséquent assez douloureux; il exige souvent l'emploi de pommades ou de suppositoires calmants, cocaïnés, opiacés ou belladonés.

Le traitement local du *chancre du col utérin* demande des précautions spéciales. L'iodoforme est le topique dont il faut se servir de préférence; mais, pour que la poudre reste appliquée sur le col, il est nécessaire de la maintenir avec un tampon d'ouate. Des injections antiseptiques fréquentes sont également nécessaires pour favoriser la cicatrisation de l'ulcération chancreuse.

Pour le *chancre des narines*, l'iodoforme ne peut être utilisé à cause de son odeur; il faut se servir de la pommade au calomel.

Le *chancre des lèvres* doit être également traité par la pommade au calomel et par des lavages fréquents avec une solution de sublimé. On peut aussi recouvrir l'ulcération avec un morceau de sparadrap de Vigo.

Le *chancre de la langue*, de la *cavité buccale* et de la *gorge* doit être traité par des lavages fréquents et des gargarismes avec une solution saturée de chlorate de potasse ou avec une solution de sublimé à 1/1000 ou 1/2000. Il est utile également de cautériser l'ulcération avec une solution de nitrate d'argent à 1/5 et de faire des attouchements fréquents avec la teinture d'iode. Le *chancre diphthéroïde* des amygdales demande surtout un traitement local énergique. C'est dans cette forme que les gargarismes détersifs et les lavages antiseptiques trouvent principalement leur indication.

b. — TRAITEMENT GÉNÉRAL

Tel doit être le traitement local du chancre induré dans ses différents sièges. Faut-il, à cette période primaire, dès le début de l'accident primitif, associer à ce traitement local un traitement général, le traitement antisyphilitique? La question est résolue différemment par les syphiligraphes.

Les uns croient qu'il convient de ne donner le traitement spécifique qu'après l'apparition des accidents secondaires; les autres, au contraire, n'attendent pas pour prescrire ce traitement. Cette dernière opinion me semble celle qui doit être suivie. Lorsque le diagnostic est bien établi, quand la nature syphilitique du chancre ne fait aucun doute, il y a avantage à instituer la médication spécifique le plus tôt possible. Cette médication n'empêche pas, il est vrai, les accidents secondaires de se produire, mais elle est capable de les atténuer.

On a fait au traitement hâtif de l'infection syphilitique une objection, c'est qu'en saturant prématurément l'organisme par le médicament spécifique, on risque de voir se produire l'intolérance en pleine période secondaire et d'être obligé de suspendre le traitement au moment où il serait le plus utile. Cette objection a sa valeur; mais, en fait, il faut reconnaître que l'intolérance est exceptionnelle et que, dans la généralité des cas, le traitement spécifique, quand son usage est accompagné des précautions nécessaires, peut être supporté pendant un temps très long, sans qu'on soit obligé de suspendre son emploi.

Le traitement général de la syphilis ne diffère pas, d'ailleurs, à la période primaire et à la période secondaire. C'est la voie stomacale qu'il faut choisir habituellement pour l'administration du médicament; la voie sous-cutanée n'est indiquée que dans des cas spéciaux et d'une gravité exceptionnelle.

IV

TRAITEMENT DE LA PÉRIODE SECONDAIRE

a. — TRAITEMENT GÉNÉRAL

Ce traitement général, qui est le même, encore une fois, à la période secondaire et à la période primaire, ne comprend qu'un médicament efficace, c'est le *mercure*. Je n'ai pas l'intention d'étudier l'action du mercure sur l'organisme en général ni sur le virus syphilitique en particulier. C'est une question encore très obscure et qui comporte beaucoup d'hypothèses. En admettant la nature infectieuse et parasitaire non prouvée de la syphilis, il est vraisemblable que le mercure agit comme parasiticide. D'autre part, le mercure est un poison violent pour l'économie et toute la thérapeutique de la syphilis consiste à graduer la dose du médicament de façon à combattre efficacement le virus syphilitique, sans porter atteinte à l'organisme malade. Voilà tout ce qu'il importe de retenir, pour le praticien, des travaux théoriques qui ont été publiés sur la médication mercurielle.

Conformément au principe précédent, qui n'est que l'expression de l'ancien adage médical : *primo non nocere*, avant de prescrire le mercure, il faut s'assurer que l'organisme peut le supporter et est capable de l'éliminer.

Il faut d'abord analyser l'urine, rechercher la présence de l'albumine, doser les matériaux solides, évaluer le rapport azoturique, se rendre compte, en un mot, de la perméabilité rénale. Particulièrement chez les vieillards, chez lesquels, même en l'absence d'albumine, cette perméabilité est souvent insuffisante, il faut prescrire le mercure avec beaucoup de prudence. A plus forte raison, s'il existe de l'albumine, le mercure ne doit être

donné qu'à très faibles doses, progressivement croissantes, en en sur-
veillant les effets et en se tenant prêt à suspendre la médication, si les
gencives deviennent douloureuses, si la salivation apparaît ou si l'albuminurie augmente.

Même en l'absence d'altération rénale appréciable, il faut savoir que certains malades ne peuvent supporter le mercure. Chez quelques-uns, c'est
une simple intolérance stomacale ou intestinale à laquelle on peut obvier
en administrant le mercure par une autre voie que la voie gastrique, en le
prescrivant en frictions ou en injections sous-cutanées. Mais, chez d'autres,
cette intolérance est absolue, quelle que soit la voie d'introduction du mercure dans l'organisme. Les frictions et les injections déterminent chez eux
rapidement des vomissements, de la diarrhée, du gonflement de la langue
et des gencives, de la salivation, aussi bien que les préparations mercurielles administrées par la bouche.

Pour expliquer cette susceptibilité particulière de certains sujets, on
invoque l'*idiosyncrasie*, en se payant d'un mot qui n'explique rien du tout.
En réalité, la cause de cette susceptibilité est complètement inconnue.

Parfois, l'intolérance pour le mercure se manifeste par d'autres phénomènes, par des éruptions eczématiformes ou érythémateuses, tantôt localisées, tantôt généralisées, réunies sous la dénomination générale d'*hydrar-
gyrie*. Chez quelques malades, la susceptibilité est telle que le mercure
sous toutes ses formes et dans tous ses modes d'administration, *intus et
extra*, détermine immédiatement une éruption.

Cependant, il est exceptionnel que l'intolérance soit aussi absolue. Habituellement, chez les individus qui supportent le plus difficilement le mercure, on peut arriver néanmoins à instituer un traitement suffisant, en pre-
nant certaines précautions.

Il faut, chez ces malades, prescrire le mercure à dose très faible, en
augmentant progressivement cette dose au bout de quelques jours; de
cette façon on arrive, au bout d'un certain temps, à faire absorber le quart
ou même la moitié de la dose habituelle et il est vraisemblable que cette
dose moindre est suffisante pour imprégner l'organisme des sujets chez
lesquels l'élimination du mercure se fait imparfaitement. En fait, chez
plusieurs malades de ce genre, j'ai vu que des doses minimes de mercure
suffisaient pour faire disparaître les accidents.

On peut également, dans une certaine mesure, prévenir chez ces malades
les accidents buccaux, en exagérant, si je puis dire, les soins ordinaires de
la bouche, qu'il est de règle de prescrire chez tous les syphilitiques soumis
au traitement mercuriel. Ces soins consistent dans des lavages fréquents
de la bouche avec une solution saturée de chlorate de potasse ou, mieux
encore, avec de l'eau oxygénée médicinale pure à 12 volumes, coupée de
trois parties d'eau bouillie, dans des attouchements des gencives avec la
teinture d'iode, dans le brossage fréquent des dents avec de l'eau chaude et
du savon ou avec une poudre dentifrice à base de chlorate de potasse,
dont je donnerai la formule plus loin.

Telles sont les précautions indispensables à prendre lorsqu'on prescrit le traitement mercuriel. Voyons maintenant quelles préparations il faut choisir de préférence.

Une règle générale domine toute la thérapeutique, c'est que *les préparations médicamenteuses solubles sont supérieures aux préparations insolubles : Corpora non agunt nisi soluta.*

En vertu de ce principe, il faut choisir, parmi les préparations mercurielles, quel que soit leur mode d'administration, celles qui peuvent être immédiatement absorbées.

Les modes d'administration du mercure sont au nombre de trois : l'ingestion par la bouche, les frictions avec une pommade mercurielle, les injections sous-cutanées ou intra-musculaires profondes.

Dans la grande majorité des cas, la voie buccale est celle qui doit être choisie; c'est la plus commode et elle n'est contre-indiquée que dans les cas où l'estomac et l'intestin ne peuvent supporter le médicament. Il faut reconnaître néanmoins que l'absorption du mercure par les voies digestives agit avec moins de rapidité que l'absorption par la peau ou par le tissu cellulaire. Dans certains cas graves, il faut donc avoir recours aux injections ou aux frictions; mais, hors ces cas exceptionnels, l'ingestion des préparations mercurielles par la bouche est suffisante.

Le sublimé corrosif ou bichlorure de mercure est la meilleure préparation à administrer par la bouche. On l'emploie sous forme de solution ou sous forme pilulaire.

La solution officinale de sublimé est connue sous le nom de liqueur de Van Swieten; elle est ainsi composée :

⁒ Sublimé.................................... 1 gramme.
　Alcool rectifié............................. 100   —
　Eau....................................... 900   —

L'alcool a pour but de maintenir la dissolution du sublimé.

La liqueur de Van Swieten se prescrit habituellement à la dose d'une cuillerée à soupe chaque jour, la cuillerée de 20 grammes renfermant 2 centigrammes de sublimé. Il est plus avantageux, au lieu d'une cuillerée à soupe de liqueur de Van Swieten, donnée en une fois, de prescrire quatre cuillerées à café de la même solution, renfermant chacune 5 grammes de liquide, à prendre à intervalles égaux dans la journée. D'une façon ou de l'autre, c'est une préparation assez indigeste pour certains malades, d'un goût désagréable, qu'il faut donner diluée dans du lait.

On peut remplacer la liqueur de Van Swieten par la solution de lactate neutre de mercure au millième, que j'ai été le premier à employer et à recommander, qu'on prescrit à la même dose et qui a le grand avantage d'être presque complètement insipide.

La forme pilulaire est habituellement préférée parce qu'elle est plus commode à prendre. Les pilules officinales de sublimé, connues sous le nom de pilules de Dupuytren, contiennent 2 centigrammes d'extrait thébaïque et 1 centigramme de sublimé.

Cette dose d'extrait thébaïque est trop forte, à raison de 4 centigrammes

par jour, pour une médication qui doit être prolongée pendant longtemps.
C'est pourquoi je prescris habituellement des pilules ainsi formulées :

> ℞ Sublimé.................. .... ⎫ āā 0,01 centigramme.
> Extrait thébaïque................... .... ⎭
> Poudre de savon médicinal.... ......   0,10 centigrammes.
> Glycérine neutre...................   q. s. pour une pilule.

Prendre deux pilules par jour, une à chacun des deux principaux repas.
L'excipient, composé de poudre de savon et de glycérine, a pour but de
donner aux pilules une certaine mollesse, qui rend leur désagrégation plus
facile. Le volume de cet excipient permet aussi au sublimé d'être beaucoup
plus divisé dans la masse pilulaire et de produire une action moins irri-
tante sur l'épithélium stomacal.

Cette médication pilulaire est suffisante dans la généralité des cas, dans
toutes les syphilis de moyenne intensité. Mais, dans les syphilis malignes ou
seulement graves, il faut avoir recours aux injections sous-cutanées mercurielles.
Pour bien spécifier les indications de ces injections dans les périodes primaire et secondaire de la syphilis, voici les principaux cas dans lesquels
celles-ci doivent être employées :
1° Le chancre syphilitique phagédénique ;
2° Les syphilides cutanées généralisées, confluentes, à éléments infiltrés
ou à tendance ulcéreuse, par exemple : les syphilides à grosses papules,
les syphilides pustulo-croûteuses ou pustulo-ulcéreuses, vulgairement
dénommées ecthyma syphilitique ;
3° Les gommes syphilitiques précoces ;
4° Les plaques muqueuses persistantes et récidivantes malgré le traitement pilulaire ;
5° Les déterminations viscérales précoces de la syphilis ;
6° Les accidents nerveux précoces : céphalalgie tenace, névrites, myélites, etc.
A cette liste, il faut ajouter, pour compléter les indications des injections sous-cutanées, tous les cas de syphilis moyenne ou bénigne dans lesquels la médication mercurielle ne peut être tolérée par l'estomac.
Les injections qu'il faut employer sont les injections de sels solubles.
L'injection de sels insolubles est une hérésie pharmacologique ; c'est une
méthode aveugle qui peut exposer à de graves accidents. On conviendra
que livrer à l'organisme une dose toxique de mercure dont la dissolution
est soumise au hasard ne constitue pas un traitement scientifique. De fait,
dans certains cas, le sel insoluble peut s'enkyster pendant un temps indé-
terminé ; pendant tout ce temps les injections successives restent sans
effet ; le sel insoluble ne se dissout pas ; puis, tout d'un coup, toute cette
réserve de mercure peut se dissoudre très rapidement et répandre dans la
circulation une quantité de poison mortel. J'ai été témoin de trois cas dans
lesquels la mort fut imputable aux injections de préparations mercurielles

insolublés : Dans le premier cas, dont l'observation a été publiée dans le *Bulletin de la Société médicale des hôpitaux de Paris*, du mois de novembre 1899, trois injections de calomel déterminèrent, au bout de quatre mois, une intoxication mercurielle caractérisée par un érythème mercuriel généralisé, une entérite glaireuse et sanguinolente et une stomatite intense, qui se terminèrent par la mort. Dans les deux autres cas, des injections d'huile grise provoquèrent une stomatite et une pharyngite gangreneuses, qu'aucun traitement ne put enrayer et qui se terminèrent également par la mort; l'autopsie ne montra aucune altération viscérale, aucune autre lésion que celle qui dépendait de l'intoxication hydrargyrique.

Donc, irrégularité d'action, inefficacité dans certains cas; dans d'autres, intoxication plus ou moins grave, parfois irrémédiable : tels sont les reproches que j'adresse à la méthode des injections insolubles. J'ajoute que l'excipient du sel insoluble est toujours huileux, huile d'olive ou huile de vaseline, et cet excipient huileux peut constituer un nouveau danger. Si la matière à injection pénètre dans une veine, les embolies sont à craindre.

Pour toutes ces raisons, je rejette les injections de calomel, d'oxyde jaune de mercure ou d'autres sels insolubles. C'est seulement dans certains cas spéciaux, commandés par des nécessités pratiques et extra-scientifiques, que je me résous à les employer. J'indiquerai plus loin quels sont ces cas spéciaux.

Parmi les injections insolubles, les seules dont l'emploi repose sur une donnée physiologique sont les injections d'huile grise, dont la base est le mercure métallique. On sait, en effet, que le mercure est facilement volatil, qu'il peut être absorbé à l'état de vapeurs; en conséquence, il n'est pas irrationnel d'admettre théoriquement que la température du corps peut, dans certains cas, volatiliser peu à peu le mercure introduit sous la peau et le faire pénétrer dans la circulation générale. Mais, encore une fois, les indications des injections insolubles, dont je donnerai les formules plus loin, sont tout à fait limitées; on pourrait presque dire que leur seule indication est la plus grande commodité du traitement. On est parfois obligé de tenir compte de cette considération, par exemple chez les malades exposés à voyager et qu'on ne peut voir que de temps en temps.

En dehors de ces cas exceptionnels, ce sont toujours les injections solubles qu'il faut employer. Les trois sels qui me semblent préférables sont le biiodure de mercure, le peptonate de mercure et le benzoate de mercure.

M. Panas se servait du biiodure de mercure en solution dans l'huile stérilisée, selon la formule suivante :

> ℞ Biiodure de mercure...................... 0 gr. 20 centigr.
> Huile d'olives stérilisée.................. 50 cc.

Chaque centimètre cube de cette solution, qui est la dose habituelle, renferme 4 milligrammes de biiodure. Cette préparation a rendu des services, mais elle a un inconvénient, c'est son excipient huileux et elle renferme une trop petite quantité de mercure. C'est pour cette raison qu'on lui préfère aujourd'hui la solution aqueuse de biiodure ainsi formulée, au centième :

℞ Biiodure de mercure........ ....···) āā 0,10 centigr.
   Iodure de sodium pur....................)
   Eau stérilisée .... 10 gr.

On injecte chaque jour deux centimètres cubes de cette solution, soit deux centigrammes de biiodure.

Le peptonate de mercure doit être préparé en peptonisant l'albumine du blanc d'œuf par la pepsine extractive et en combinant, suivant les procédés pharmaceutiques, la peptone ainsi obtenue au mercure.

La solution doit être au centième, un gramme renfermant un centigramme de peptonate de mercure. Il faut injecter chaque jour un ou deux grammes de la solution, soit un ou deux centigrammes de peptonate mercurique.

Le benzoate de mercure m'a semblé moins douloureux que le peptonate et le biiodure; c'est pourquoi je l'emploie de préférence. Son usage a été surtout préconisé par Stoukovenkoff (de Kieff).

Je recommande de faire préparer le benzoate de mercure extemporanément par le pharmacien et de rejeter le sel livré par le commerce de droguerie, car il vient généralement d'Allemagne et il est le plus souvent impur.

Le benzoate de mercure peut se préparer facilement en traitant l'oxyde jaune de mercure, lavé à l'alcool, en solution acide (acide azotique pur dilué), par le benzoate de soude en solution dans l'eau. Le sel, ainsi obtenu, convenablement lavé à l'eau distillée froide pendant très longtemps, pendant quinze jours à trois semaines, jusqu'à ce que les eaux de lavage ne soient plus acides au tournesol, et séché ensuite à basse température dans le vide, est bon à être employé.

Stoukovenkoff assurait la dissolution du benzoate de mercure en ajoutant à la solution une petite quantité de chlorure de sodium. Sa formule était la suivante :

℞ Benzoate d'hydrargyre.................... 0 gr. 25 centigr.
   Chlorure de sodium chimiquement pur....) āā 0 gr. 06   —
   Chlorhydrate de cocaïne..................)
   Eau distillée bouillie..................... 30 gr.

La présence du chlorhydrate de cocaïne est destinée à atténuer la douleur de l'injection; mais l'action de cette petite quantité de cocaïne me semble très problématique.

D'autre part, le chlorure de sodium, en présence du benzoate de mercure, forme certainement une petite quantité de sublimé. C'est le reproche, sans importance, à mon avis, qu'on avait fait à la formule de Stoukovenkoff.

Pour ces raisons, M. Bretonneau a eu l'idée d'opérer la dissolution du benzoate de mercure à l'aide du benzoate d'ammoniaque, selon la formule suivante :

℞ Benzoate de mercure..................... 0 gr. 30 centigr.
   Benzoate d'ammoniaque................... 1 gr. 50
   Eau distillée bouillie....... .... 30 —

On injecte deux centimètres cubes de cette solution par jour, soit deux centigrammes de benzoate de mercure. Malheureusement, la solution de benzoate de mercure et d'ammoniaque renferme souvent de l'ammoniaque libre, qu'il est facile de sentir en débouchant le flacon, et elle est habituellement assez et, parfois, très douloureuse en injection sous-cutanée. C'est pourquoi je suis arrivé, plus simplement, à dissoudre le benzoate d'hydrargyre dans le sérum choruré, malgré la transformation certaine d'une petite quantité de benzoate en bichlorure, qui n'a d'ailleurs aucun inconvénient.

J'employais d'abord, comme dissolvant, le sérum chloruré isotonique (à 0,75 centigrammes de chlorure de sodium pour 100 cc. d'eau); mais M. Bretonneau, M. Desmoulière et d'autres pharmaciens ont remarqué que la solution était d'autant moins douloureuse qu'elle était plus chargée de chlorure de sodium et je me suis arrêté enfin à la formule suivante :

℞ Benzoate d'hydrargyre..........................   1 gr.
   Chlorure de sodium chimiquement pur..........   2 gr. 50
   Eau stérilisée................................   100 gr.

J'injecte communément deux centimètres cubes de cette solution par jour, renfermant deux centigrammes de benzoate d'hydrargyre ; on peut même, dans certains cas graves et chez les malades qui supportent les fortes doses de mercure, injecter progressivement et avec prudence trois à quatre centigrammes par jour.

A défaut de biiodure, de peptonate ou de benzoate de mercure, qu'on n'a pas toujours extemporanément sous la main, on peut employer plus simplement le sublimé, en injections sous-cutanées. Les injections de sublimé sont même les premières dont on se soit servi ; c'est une substance qu'il est toujours facile de se procurer.

On peut formuler cette injection de la façon suivante :

℞ Bichlorure d'hydrargyre..................   0 gr. 10 centigr.
   Chlorure de sodium chimiquement pur....   0 gr. 05
   Eau distillée bouillie....................   10 —

La dose habituelle est d'un centimètre cube par jour.

Quelle que soit la solution qu'on emploie, cette solution doit être stérilisée. La seringue dont on se sert doit être également stérilisée à l'eau bouillante, et l'aiguille doit être flambée ; cette aiguille doit donc être en platine iridié. Pour les injections de benzoate de mercure, que je choisis de préférence, il est avantageux de se servir d'une seringue d'une contenance de deux centimètres cubes. Quand on utilise la seringue de Pravaz ordinaire, qui ne contient qu'un centimètre cube, on est obligé de la retirer de l'aiguille pour la remplir de nouveau et l'opération se trouve prolongée d'autant.

Il n'est pas nécessaire, pour ces injections solubles, d'avoir une aiguille très longue et il est avantageux que cette aiguille soit aussi fine que possible ; elle est ainsi moins douloureuse à introduire. Une longueur de deux centimètres et demi est suffisante.

On peut faire l'injection soit dans le tissu cellulaire sous-cutané, soit dans la masse musculaire, mais il n'est pas nécessaire de pénétrer très profondément. Habituellement, je me contente d'introduire l'aiguille dans le tissu cellulaire sous-cutané.

Le siège le plus favorable pour les injections est la fesse, principalement sur les parties latérales ou sur la partie supérieure. Il faut éviter de faire des injections au niveau des ischions, car, dans cette région, les injections pourraient gêner les malades pour s'asseoir.

J'insiste sur la facilité et sur la commodité des injections solubles, qui, avec une aiguille fine, peuvent être faites aussi simplement qu'une piqûre de morphine et ne déterminent généralement qu'une douleur à peine plus grande que celle-ci.

Cette facilité permet de confier les injections à une personne étrangère à la médecine, à un parent ou à un serviteur du malade. Les précautions antiseptiques sont aussi faciles à observer qu'à prescrire, et, sur plusieurs milliers d'injections que j'ai fait faire dans ces conditions, soit par des infirmières, soit par des personnes de l'entourage des malades, je n'ai jamais observé d'accidents, je n'ai jamais vu d'abcès.

Quel que soit le mode d'administration qu'on emploie, que ce soit la voie stomacale ou la voie sous-cutanée, on a vu que la dose habituelle de sel mercuriel soluble, sublimé par ingestion ou benzoate de mercure en injection, était de deux centigrammes par jour. Pendant la période active de la maladie, tant que les accidents persistent ou se renouvellent, il faut continuer le traitement à cette dose, pendant deux mois de suite si c'est nécessaire, en suspendant seulement la médication si elle est mal supportée, si le sublimé en pilules ou en solution provoque des douleurs stomacales ou de la diarrhée, si les injections, par leur répétition, ont déterminé des nodosités du tissu cellulaire, s'il n'y a plus de place pour en pratiquer de nouvelles.

Dans ces cas-là, on pourra momentanément remplacer les pilules par les injections ou, inversement, les injections par les pilules, pour revenir ultérieurement à la médication primitive.

Dans tous les cas, quelle que soit la voie d'introduction du mercure dans l'organisme, il est indispensable de surveiller avec beaucoup de soin l'état de la langue et des gencives, de façon à se tenir prêt à suspendre immédiatement le traitement si la salivation mercurielle apparaît.

Pour prévenir la stomatite mercurielle, on prescrit ordinairement des lavages fréquents de la bouche avec une solution de chlorate de potasse, ou, mieux, avec de l'eau oxygénée médicinale pure à 12 volumes, coupée de trois parties d'eau. Plus utile encore que les gargarismes au chlorate de potasse est l'emploi d'une poudre dentifrice à base de chlorate de potasse. Je prescris communément la poudre dentifrice suivante, à employer matin et soir et après chaque repas :

<pre>
℞ Chlorate de potasse pulvérisé et tamisé....)
   Craie préparée................................. } āā 15 grammes.
   Poudre de quinquina........................)
   Salol..   2   —
</pre>

On peut se contenter, plus simplement, de brosser soigneusement les dents matin et soir avec de l'eau chaude et du savon.

Telles me semblent devoir être, dans la généralité des cas, les préparations mercurielles qu'il faut employer dans la syphilis secondaire; ce sont toutes des préparations solubles, quelle que soit la voie d'introduction du mercure.

Il peut, cependant, y avoir des cas exceptionnels dans lesquels on est obligé d'employer certaines préparations insolubles, soit en pilules, soit en injections.

Je reconnais, par exemple, que les pilules de sublimé sont parfois mal supportées par l'estomac. Dans ces cas-là, si le malade refuse les injections sous-cutanées de sels solubles, on peut prescrire le protoiodure de mercure en pilules de cinq centigrammes, deux pilules par jour.

On verra plus loin que, dans la néphrite syphilitique, il est également avantageux d'employer un autre sel insoluble, le tannate de mercure.

Les injections de sels insolubles ont aussi des indications restreintes que j'ai déjà indiquées; il est, en effet, plus facile de faire une injection hebdomadaire que des injections quotidiennes. Chez les malades qui n'ont pas auprès d'eux une personne capable de faire ces injections et que le médecin, pour une raison quelconque, ne peut visiter assez souvent, on est forcé d'avoir recours à ces injections insolubles. Mais, je le répète encore, on n'est autorisé à les employer que tout à fait exceptionnellement, faute de mieux, et en ne se dissimulant pas les inconvénients et l'incertitude d'une pareille médication, dont j'ai déjà signalé l'illogisme thérapeutique.

Ces injections insolubles sont incomparablement plus douloureuses que les injections solubles; j'ai déjà insisté sur leurs dangers; de plus, contrairement à ce qu'on a dit, elles n'ont pas une efficacité plus grande, même quand la matière injectée est régulièrement absorbée, que les injections solubles. Je n'ai jamais vu les injections insolubles réussir dans les cas où les injections solubles avaient échoué; j'ai vu, au contraire, plusieurs fois, des accidents syphilitiques tenaces céder aux injections solubles, notamment aux injections de benzoate de mercure, alors qu'ils avaient résisté à plusieurs injections de calomel, qui est considéré comme une des meilleures préparations insolubles.

J'ajoute que ces injections insolubles déterminent non seulement des douleurs très vives, mais produisent dans la masse musculaire des nodosités volumineuses et persistantes, et parfois des abcès.

Toutes ces réserves faites, les deux préparations insolubles auxquelles il faut donner la préférence sont le calomel et l'huile grise.

Les injections de calomel doivent être formulées au dixième ou au vingtième en suspension dans l'huile de vaseline stérilisée :

1°   ℞ Huile de vaseline stérilisée.................... 10 grammes.
       Calomel.......................... 1   —

La seringue de Pravaz, d'une contenance d'un gramme, renferme 10 centigrammes de calomel.

2°   ℞ Huile de vaseline stérilisée:.............. 10 gr.
          Calomel................................. 50 centigr.

Un gramme de cette préparation renferme cinq centigrammes de calomel.

Il est prudent de ne pas injecter plus de cinq centigrammes de calomel à la fois. On peut faire d'abord trois injections assez rapprochées, à cinq ou huit jours de distance; mais il faut espacer davantage les injections suivantes, pour éviter, dans la mesure du possible, les accidents qui peuvent résulter de l'accumulation du mercure. Il est utile en même temps, avant de continuer les injections, de s'assurer de l'élimination du mercure par l'urine, au moyen de la pile de Smithson ou par la méthode de Witz.

Ces injections doivent être faites profondément dans la masse musculaire de la fesse, dans la région rétro-trochantérienne, à quatre ou cinq centimètres en arrière du bord postérieur du grand trochanter. Il est nécessaire de se servir d'une aiguille très longue et d'un calibre assez gros, ce qui ne contribue pas peu à augmenter encore les douleurs de l'injection.

Il est indispensable de bien agiter la préparation avant de faire l'injection, pour opérer un mélange aussi complet et aussi régulier que possible du calomel dans l'huile.

Pour se mettre à l'abri de la pénétration de la matière injectée dans une veine, il faut d'abord enfoncer l'aiguille seule, puis aspirer avec la seringue vide. Si cette aspiration ramène une gouttelette de sang, il faut retirer l'aiguille et l'enfoncer ailleurs.

Il est presque inutile d'ajouter que ces injections, comme toutes les autres d'ailleurs, doivent être faites avec toutes les précautions antiseptiques habituelles.

Malgré ces précautions, il n'est pas très rare de voir les injections de calomel déterminer des abcès. Dans tous les cas, ces injections sont extrêmement douloureuses, surtout les jours suivants. On peut atténuer la douleur, dans une certaine mesure, en faisant prendre au malade un grand bain quelques heures après l'injection.

Non seulement ces injections provoquent une douleur très vive, mais elles donnent lieu à des nodosités volumineuses et persistantes, qui peuvent s'enflammer, même quand elles ne s'abcèdent pas.

L'huile grise en injections est moins douloureuse que le calomel. J'ai déjà dit aussi que c'était une préparation plus logique et qui avait plus de chance d'être absorbée.

On peut formuler l'huile grise de la manière suivante (formule de Lafay) :

          ℞ Mercure purifié........ .... 10 gr.
          Vaseline pure................................ 2 — 50
          Lanoline anhydre............................. 2 — 50
          Huile de vaseline 10

La dose à injecter est de deux gouttes chaque fois ou plutôt de deux divisions de la seringue de Pravaz, divisée en vingt gouttes. Ces deux gouttes renferment cinq centigrammes de mercure métallique.

Cette huile est, en effet, à 40 p. 100 de mercure; elle contient 0,40 centigramme de mercure pour un gramme d'huile et 0,50 centigramme par centimètre cube, car un centimètre cube d'huile grise pèse 1 gr. 25. Elle renferme donc $\frac{0{,}50}{20} = 0{,}025$ milligramme de mercure par division de la seringue de Pravaz, soit cinq centigrammes de mercure pour deux divisions.

Les injections d'huile grise doivent être faites comme les injections de calomel, profondément et avec une aiguille assez grosse. Les trois premières injections doivent être faites à cinq ou huit jours d'intervalle; les injections suivantes doivent être espacées davantage. Avant de continuer les injections, il faut s'assurer aussi, de temps en temps, de l'élimination du mercure par l'urine.

Les injections d'huile grise sont beaucoup moins douloureuses que celles de calomel. Quand elles sont faites antiseptiquement, elles ne provoquent pas d'abcès, à peine de nodosités.

Il y a un troisième mode d'administration du mercure qui consiste à faire pénétrer le médicament à travers l'épiderme. De tous les procédés en usage pour faire absorber le mercure de cette façon, le meilleur consiste dans les frictions avec l'onguent napolitain ou onguent mercuriel double.

On a beaucoup discuté sur la question de savoir si le mercure pouvait être absorbé par la peau et de quelle façon il était absorbé. La physiologie nous apprend que la peau dont l'épiderme est intact peut absorber les gaz mais n'absorbe pas les liquides. Pour le dire en passant, c'est donc une illusion de croire qu'on peut faire absorber du mercure au moyen des bains de sublimé.

Mais, pour les frictions mercurielles, le mécanisme de l'absorption mercurielle est assez complexe. Le mercure, en raison de la chaleur développée par la friction, peut être absorbé à l'état de vapeurs; il peut l'être, de cette façon, non seulement par la peau, mais surtout par la voie pulmonaire. En dehors de cette absorption gazeuse, le mercure pénètre certainement à travers la peau, quand la friction est bien faite et prolongée assez longtemps. La pommade mercurielle pénètre à travers la peau, non pas par osmose, mais par assimilation glandulaire. La pommade, introduite par la friction dans les orifices et dans les cavités des glandes sébacées, est assimilée par les cellules de ces glandes; le mercure peut, de cette façon, après des transformations successives, se répandre dans la circulation générale.

Mais, pour que le mercure soit ainsi absorbé par les frictions, il est nécessaire que celles-ci soient bien faites et elles sont rarement bien faites. C'est pourquoi, dans la pratique courante, les frictions mercurielles constituent un mode défectueux d'administration du mercure.

Pour bien faire une friction mercurielle, il y a certaines précautions à prendre. En premier lieu, il faut que la région qu'on frictionne soit préalablement nettoyée par un savonnage à l'eau chaude et bien essuyée. La friction doit être faite avec la main nue; il ne suffit pas d'étaler la pommade avec un morceau de linge ou un gant. Une fois la pommade étalée, il faut frictionner doucement et longtemps, pendant dix minutes et même davantage, jusqu'à ce que la majeure partie de la pommade ait pénétré à travers la peau.

La dose habituelle de pommade mercurielle par friction et pour un adulte est de cinq grammes environ. Cette dose représente à peu près la grosseur d'une noisette.

Les régions où doivent se faire les frictions, de préférence, sont les aisselles et les aines. Il ne faut pas frictionner deux jours de suite la même région à cause de l'irritation cutanée que déterminent très fréquemment les frictions; il faut alterner d'une aisselle à l'autre et d'une aine à l'autre en ne revenant que tous les quatre jours à la même région.

La friction doit être faite le soir, après le nettoyage de la peau, comme je l'ai dit plus haut. La région frictionnée doit être recouverte d'un morceau de flanelle pendant toute la nuit. Le lendemain matin seulement, cette région est savonnée et nettoyée et le soir on fait une nouvelle friction sur un autre point.

Le traitement de la syphilis par les frictions mercurielles comporte ordinairement vingt frictions de suite, sauf interruption nécessitée par la salivation. Après vingt frictions, on se repose dix jours, pour recommencer ensuite une nouvelle série de frictions.

Ce traitement par les frictions mercurielles, qui est un des plus anciennement employés, possède une grande activité quand les frictions sont convenablement faites. Mais c'est un traitement malpropre, difficile à suivre, surtout difficile à dissimuler, qui est rarement accepté par les malades.

Pour favoriser l'assimilation et, en même temps, l'élimination du mercure, quel que soit le mode d'administration du médicament, pour assurer sa circulation dans l'économie et son utilisation aussi parfaite que possible, il est bon de faire prendre aux malades de l'eau sulfureuse naturelle, en même temps que la médication mercurielle. L'eau d'Uriage et l'eau de Challes me semblent être les deux eaux sulfureuses les plus recommandables pour cet usage, car l'une renferme du chlorure de sodium, qui la rend isotonique au sérum sanguin, et l'autre du bicarbonate de soude qui assure sa digestibilité. L'eau de Challes, qui est froide, a de plus l'avantage de ne pas s'altérer par le transport. L'eau d'Uriage doit être prescrite à la dose d'un grand verre et l'eau de Challes à la dose d'un verre à bordeaux matin et soir.

Tels sont les principaux modes d'administration du mercure dans la syphilis. Il faut bien savoir que ce médicament est le seul spécifique de l'infection syphilitique. Cependant il y a un autre médicament qu'on prescrit souvent dans la syphilis, toujours à la période tertiaire, quelquefois à la période secondaire et même à la période primaire, c'est l'*iodure de potassium*.

Les indications de l'iodure de potassium au début de la syphilis sont assez restreintes. Ce médicament est seulement un résolutif des néoplasies syphilitiques, mais il n'est pas un spécifique ; il n'a qu'une action très douteuse sur le virus syphilitique lui-même et ne peut être considéré comme un succédané du mercure ; il n'est qu'un adjuvant de la médication mercurielle.

Quoi qu'il en soit, il est utile d'associer l'iodure de potassium au mercure dans le chancre phagédénique, dans certaines formes de syphilides cutanées accompagnées d'infiltration profonde du derme, telles que les syphilides à grosses papules et les syphilides tuberculeuses, dans les syphilides ulcéreuses et, d'une manière générale, dans toutes les syphilis graves précoces. Dans les cas d'intolérance mercurielle, il est également utile, faute de mieux, de prescrire l'iodure de potassium à toutes les périodes de la syphilis, même au début de la maladie. La dose habituelle est de 2 à 3 grammes par jour.

Il faut, d'ailleurs, savoir qu'il y a des individus intolérants pour les préparations iodiques, comme d'autres pour le mercure, et que l'iodure de potassium est capable de produire des accidents graves. Ces accidents d'iodisme seront plus fructueusement étudiés à propos de la médication qui convient à la période tertiaire, car c'est surtout à cette période, comme je l'ai déjà dit, que l'emploi de l'iodure de potassium est indiqué.

b. — TRAITEMENT LOCAL

Bien que pouvant affecter dès le début tous les organes de l'économie, la syphilis, à la période secondaire, se manifeste surtout par des accidents cutanés et muqueux. Il est utile dans bien des cas d'associer un traitement local au traitement général de l'infection syphilitique.

Pour les *lésions cutanées*, ce traitement local est le plus souvent de peu d'importance et se borne seulement à des soins de propreté de la peau et à des bains fréquents.

Il n'y a guère que les syphilides pustuleuses ou ulcéreuses et les gommes qui exigent l'application de topiques. Il sera bon, par exemple, de recouvrir chaque pustule ulcérée avec un morceau de sparadrap de Vigo *cum mercurio*. Les gommes seront lavées avec la liqueur de Van Swieten et pansées avec la poudre d'iodoforme ou d'aristol. Le sparadrap de Vigo donne également de bons résultats en application sur les ulcérations gommeuses.

Les *lésions cutanées secondaires des organes génitaux*, particulièrement de la vulve et de l'anus, demandent surtout un traitement local assez énergique. En effet, sur ces régions de la peau qui sont en continuité directe avec les muqueuses, les syphilides ulcéreuses sont particulièrement fréquentes et souvent très tenaces.

Pour les syphilides vulvaires et périvulvaires, discrètes ou peu confluentes, d'une saillie et d'une étendue moyennes, vulgairement appelées plaques muqueuses, le meilleur traitement local est celui qui a été conseillé par M. Fournier. Ce traitement consiste à faire, matin et soir, une lotion avec la liqueur de Labarraque diluée, coupée de trois à quatre parties d'eau, et à saupoudrer ensuite les parties malades, sans les avoir

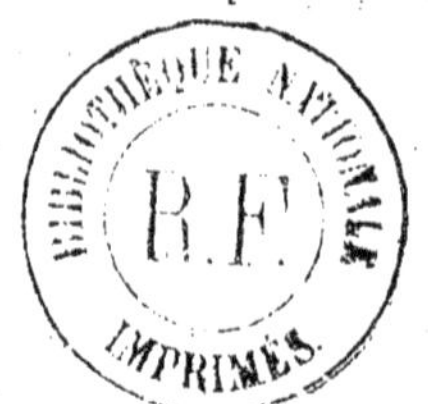

117

essuyées, avec de la poudre d'oxyde de zinc. Il se forme ainsi du chlorure de zinc *in situ*, qui suffit, au bout d'un certain temps, pour cautériser les ulcérations.

Quand celles-ci sont plus étendues et ont encore une tendance à s'étendre davantage, il est utile de les cautériser avec le nitrate d'argent. On se sert habituellement pour cet usage du crayon de nitrate d'argent fondu; je préfère employer une solution de nitrate d'argent au cinquième, car le crayon, infecté par la cautérisation d'une syphilide, peut être une source de contagion, si, par inadvertance, on s'en sert ultérieurement pour un autre malade. Cette remarque s'applique, d'ailleurs, à la cautérisation des syphilides de toutes les régions.

S'il s'agit de syphilides végétantes et hypertrophiques, — et les syphilides de la vulve deviennent facilement végétantes quand elles sont négligées, — le traitement précédent est souvent insuffisant. Ces lésions hypertrophiques doivent être cautérisées avec le nitrate acide de mercure; mais celui-ci doit être employé avec de grandes précautions, à cause de sa toxicité et de sa causticité extrêmes.

Ce n'est pas avec un pinceau qu'il faut employer le nitrate acide de mercure, c'est avec un petit bâton, à bout bien arrondi, trempé dans le liquide et avec lequel on touche légèrement chaque plaque muqueuse hypertrophique ou chaque syphilide végétante.

Malgré ces précautions, les cautérisations avec le nitrate acide de mercure déterminent parfois une réaction inflammatoire très vive, qu'il convient de calmer par l'application de compresses imbibées d'eau boriquée et laissées en permanence sur les parties malades.

Les syphilides anales et péri-anales demandent le même traitement que les syphilides vulvaires; mais le plus souvent la cautérisation avec le nitrate d'argent suffit et il est plus rare qu'on soit obligé d'avoir recours au nitrate acide de mercure.

Dans l'intervalle des cautérisations, les syphilides anales doivent être pansées avec la pommade au calomel au dixième.

Le traitement des plaques muqueuses du gland consiste également dans la cautérisation avec le nitrate d'argent et dans l'application de la pommade au calomel.

Les *syphilides ulcéreuses secondaires de la muqueuse buccale et pharyngée*, qui constituent les véritables plaques muqueuses, sont particulièrement fréquentes. Elles siègent principalement à la face interne des lèvres, aux commissures, sur la langue et sur les amygdales. Ces lésions sont surtout justiciables de la cautérisation avec le nitrate d'argent. Les cautérisations ne doivent pas être trop multipliées; on ne doit les pratiquer que tous les trois ou quatre jours.

Dans quelques cas, le nitrate d'argent ne suffit pas; il est nécessaire d'avoir recours aussi, contre certaines syphilides ulcéreuses buccales ou pharyngées tenaces, au nitrate acide de mercure. Mais encore plus qu'aux organes génitaux, celui-ci doit être employé avec beaucoup de circonspection, surtout dans la gorge; car, ainsi que le fait si justement remarquer

M. Fournier, il suffit qu'une gouttelette minime du liquide corrosif tombe dans la glotte pour déterminer un accès de suffocation qui peut être rapidement mortel. C'est dans cette région surtout qu'il faut bien se garder d'employer le pinceau ou l'agitateur de verre et qu'il convient de procéder comme je l'ai indiqué précédemment pour les syphilides vulvaires.

Dans d'autres cas, il n'est pas utile d'employer une cautérisation très énergique et, à la place du nitrate d'argent, il suffit de se servir de la teinture d'iode, avec laquelle on badigeonne les syphilides tous les jours ou tous les deux jours. Ce traitement convient plus particulièrement aux plaques muqueuses superficielles et d'une guérison facile.

Il est bon d'ajouter que les malades, atteints de plaques muqueuses buccales ou chez lesquels celles-ci se reproduisent facilement, devront éviter toute irritation de la muqueuse de la bouche, s'abstenir de boissons alcooliques et de mets épicés et cesser complètement de fumer.

c. — TRAITEMENT SPÉCIAL DE QUELQUES COMPLICATIONS DE LA PÉRIODE SECONDAIRE

Le traitement de la période secondaire de la syphilis, tel que je viens de l'exposer, doit subir quelques modifications en rapport avec certaines complications qui peuvent survenir à cette période.

Les complications auxquelles je fais allusion ne sont d'ailleurs que l'exagération de symptômes normaux. Ce sont : la fièvre syphilitique, la céphalée, l'alopécie et l'engorgement ganglionnaire.

La *fièvre syphilitique* est quelquefois tellement intense qu'elle peut être cause d'erreur de diagnostic et en imposer pour une fièvre typhoïde. Le traitement de cette fièvre est celui de l'infection syphilitique, mais administré avec plus d'énergie que d'habitude. C'est toujours le mercure qu'il faut prescrire; mais, pour agir plus rapidement, ce n'est pas par la bouche qu'il faut le prescrire, mais sous forme d'injections sous-cutanées solubles.

Dans certains cas, il est même utile d'employer les moyens antithermiques ordinaires, dont le meilleur est l'eau froide en lotions ou en bains. Il faut également ajouter au mercure l'iodure de potassium, qui est l'adjuvant nécessaire du mercure dans toutes les manifestations graves de la syphilis.

La *céphalée* est un phénomène constant du début de la syphilis; mais cette céphalée acquiert parfois une telle intensité qu'elle constitue une véritable complication. Pour la combattre, il est indispensable d'associer l'iodure de potassium au mercure. Les sédatifs doivent être aussi employés, soit l'extrait thébaïque, que les syphilitiques supportent à assez fortes doses, soit l'antipyrine, qui est le médicament le plus efficace contre la douleur.

La *chute des cheveux* au début de la syphilis est un accident commun, qui guérit habituellement avec facilité, sous l'influence du traitement général et avec l'aide de quelques lotions excitantes sur le cuir chevelu. Mais parfois, celui-ci se dénude presque complètement par places, présentant un aspect particulier, connu sous le nom d'*alopécie en clairières*. C'est d'ailleurs une alopécie simple, sans éruption cutanée, qui est souvent assez longue à guérir.

Le meilleur traitement de cette alopécie consiste à tenir les cheveux courts, à faire des lotions fréquentes avec une solution excitante et des frictions avec une pommade également excitante du cuir chevelu.

Je prescris communément des lotions avec la solution suivante :

    ℞ Sublimé..................................... 0 gr. 20 centigr.
        Hydrate de chloral........................ 4 —
        Résorcine................................. 2 —
        Huile de ricin............................ 1 —
        Alcool à 90°.............................. 200 —

On peut ajouter à cette solution de 25 à 50 grammes de teinture de quinquina en remplacement d'une quantité égale d'alcool, de façon à ce que la quantité totale du liquide soit toujours de 200 grammes. Mais il faut prévenir les malades que la teinture de quinquina, appliquée journellement, peut rougir momentanément les cheveux en leur donnant une teinte acajou foncé.

Les deux pommades que j'emploie de préférence sont : la pommade au calomel et la pommade à l'acide salicylique, selon les formules suivantes :

    ℞ Calomel................................... 3 gr.
        Vaseline .... 30 —

    ℞ Acide salicylique......................... 0 gr. 60 centigr.
        Vaseline................................. 30 gr.

Quand cette alopécie s'accompagne de séborrhée pityriasique du cuir chevelu, on se sert aussi avec avantage de pommade soufrée :

    ℞ Soufre précipité pur tamisé................... 3 grammes.
        Vaseline.................................. 30 —

L'*engorgement ganglionnaire*, qui accompagne toujours le chancre syphilitique, atteint parfois des proportions inusitées et nécessite un traitement local associé au traitement général de la maladie. Ce traitement général comprend le mercure et l'iodure de potassium. Le traitement local consiste dans l'application d'onguent mercuriel double sur les ganglions hypertrophiés.

Le même traitement général et local est applicable aux engorgements ganglionnaires des autres régions, notamment à l'engorgement des ganglions cervicaux latéraux et postérieurs et des ganglions olécraniens.

Quand les ganglions menacent de suppurer, chez les individus lymphatiques, il faut prescrire le repos absolu, s'il s'agit d'adénopathie inguinale et, dans tous les cas, quel que soit le siège de l'adénopathie, il faut savoir attendre, ne pas se hâter d'ouvrir des collections même fluctuantes, qui souvent se résolvent d'elles-mêmes.

d. — TRAITEMENT DES ACCIDENTS VISCÉRAUX ET NERVEUX PRÉCOCES DE LA PÉRIODE SECONDAIRE

La syphilis secondaire atteint surtout la peau et les muqueuses, mais elle peut affecter aussi les organes internes. Les manifestations viscérales précoces de la syphilis constituent un des principaux facteurs de gravité de la maladie et exigent un traitement particulièrement énergique.

L'*œil* est un des organes le plus fréquemment atteints. C'est l'iris qui est ordinairement affecté, soit l'iris seul, soit, plus rarement, l'iris et la choroïde.

L'iritis débute par des symptômes de conjonctivite, dont il importe de ne pas méconnaître la nature, pour instituer le traitement rapidement. Déjà, quand la conjonctive commence à devenir rouge et injectée, si on regarde attentivement la pupille, on voit qu'elle a perdu sa régularité. Cette irrégularité augmente encore quand on dilate la pupille par l'atropine.

Le traitement de l'iritis et de l'irido-choroïdite syphilitiques exige habituellement l'emploi simultané des injections mercurielles solubles et de l'iodure de potassium, car ces déterminations oculaires appartiennent aux syphilis graves.

Il faut faire une injection quotidienne de deux centigrammes de benzoate de mercure et donner deux à six grammes d'iodure de potassium par jour. Dans les cas de congestion oculaire intense, il est bon de se borner à la médication mercurielle; l'iodure de potassium n'est pas toujours favorable.

En plus de ce traitement général, il est nécessaire le plus souvent de faire une émission sanguine locale, en appliquant plusieurs sangsues sur la région temporale. Pour éviter les synéchies, il faut en même temps et sans perdre de temps dilater la pupille par l'instillation de collyre au sulfate d'atropine.

J'emploie habituellement un collyre au deux-centième, d'après la formule suivante :

<pre>
℞ Sulfate neutre d'atropine........................ 0 gr. 05
   Eau stérilisée.................................. 10 —
</pre>

dont je fais instiller trois fois par jour une goutte dans l'œil, une goutte toutes les huit heures.

Dans certains cas, quand la pupille se dilate difficilement, il est nécessaire d'injecter quatre gouttes et même quelquefois six gouttes par jour, une goutte toutes les six heures ou une goutte toutes les quatre heures.

Dans d'autres cas, au contraire, deux gouttes, une matin et soir, suffisent.

Il est bien entendu, d'ailleurs, que la continuation du collyre est subordonnée à la dilatation de la pupille. Quand celle-ci est suffisamment dilatée, il faut diminuer la dose de l'atropine et même la cesser complètement. Il est également nécessaire de surveiller attentivement la tension du globe oculaire.

Quand l'atropine n'est pas employée assez tôt, et c'est le cas le plus habituel, des adhérences se sont déjà produites et la pupille se dilate irrégulièrement. Dans ce cas, quand les phénomènes aigus ont cessé, quand l'injection conjonctivale a disparu, il est bon, avant de cesser le traitement local, d'essayer de rompre les adhérences iriennes. On y arrive parfois en instillant dans l'œil alternativement, d'un jour à l'autre, de l'atropine qui dilate la pupille et de l'ésérine qui la contracte.

Le collyre à l'atropine est le même que celui dont j'ai donné la formule ci-dessus. Le collyre à l'ésérine doit être formulé ainsi :

> ℞ Sulfate d'ésérine.............................. ..... 0 gr. 02
> Eau stérilisée.................................... 10 —

On emploie un jour le collyre d'atropine, le jour suivant le collyre d'ésérine, en continuant ainsi quatre ou cinq jours de suite. Si, au bout de ce temps, on n'a pas obtenu de résultat, il ne faut pas continuer davantage.

Les déterminations oculaires profondes de la syphilis sont justiciables des injections sous-cutanées mercurielles et de l'iodure de potassium à haute dose, comme l'iritis. Mais il faut savoir que les lésions profondes de l'œil sont beaucoup plus graves et beaucoup plus rebelles que l'iritis, que parfois elles ne guérissent pas ou ne guérissent qu'imparfaitement, malgré le traitement spécifique le mieux institué.

Les lésions du *larynx* sont également assez fréquentes à la période secondaire de la syphilis. Ce sont habituellement des ulcérations semblables aux plaques muqueuses de la gorge. Cette laryngite spécifique guérit d'ordinaire sous l'influence seule du traitement mercuriel; il faut se garder, dans les laryngites, de prescrire l'iodure de potassium, à cause de la facilité avec laquelle les préparations iodiques produisent des œdèmes congestifs dans les replis laryngés.

Il est aussi utile quelquefois de traiter localement les plaques muqueuses laryngées et de les cautériser par des attouchements avec une solution de nitrate d'argent à 1/50. On y arrive assez facilement à l'aide du laryngoscope.

Le *rein* est souvent affecté au début de la syphilis; c'est parfois une albuminurie légère, semblable à toutes les albuminuries infectieuses et symptomatiques d'une néphrite superficielle congestive, qui n'exige aucune modification dans le traitement habituel de la maladie et qui passe, d'ailleurs, souvent inaperçue. Mais, quelquefois aussi, c'est une véritable néphrite épithéliale, dont le caractère particulier est une albuminurie extrêmement abondante. La perte quotidienne d'albumine peut atteindre vingt grammes et même davantage.

Une lésion aussi profonde, compromettant aussi gravement le filtre rénal, doit inspirer une grande circonspection dans l'administration des médicaments spécifiques, qui risquent de s'accumuler dans l'organisme en produisant des phénomènes d'intoxication et en augmentant encore l'altération du rein.

Le traitement comprend le mercure et l'iodure de potassium, mais il faut les prescrire avec beaucoup de prudence, à faibles doses dans les premiers jours, en augmentant progressivement les jours suivants, après avoir éprouvé la susceptibilité du malade et la perméabilité de son rein, au moyen de la recherche du mercure et de l'iode dans l'urine et de la détermination du rapport azoturique, après avoir fait comparativement l'expérience de la toxicité de son urine et celle de son sérum sanguin.

La préparation mercurielle qui m'a semblé la moins dangereuse est le tannate de mercure, dont la dose quotidienne normale, pour les individus dont le rein est intact, est de quinze à vingt centigrammes. Dans la néphrite syphilitique, on peut commencer par cinq centigrammes par jour, augmenter la dose jusqu'à dix centigrammes et, si le mercure est bien toléré, on fera ensuite, au bout de quelques jours, des injections de benzoate de mercure à la dose quotidienne d'un centigramme.

La même prudence sera observée dans l'administration de l'iodure de potassium. Il faudra commencer par cinquante centigrammes ou un gramme par jour et n'augmenter que progressivement la dose, quand on s'est assuré que les accidents d'intoxication iodique ne sont pas à craindre.

Malgré le traitement mixte, mercuriel et ioduré, la néphrite syphilitique ne guérit pas toujours. Parfois les malades succombent, sans doute parce que leur rein dégénéré ne peut supporter le traitement. Dans d'autres cas, ce traitement est insuffisant et la néphrite passe à l'état chronique, avec toutes les conséquences du mal de Bright.

Le *foie* peut être atteint, dans le cours de la syphilis secondaire, de plusieurs façons différentes, qui exigent un traitement différent.

L'ictère et l'hypertrophie du foie qu'on observe sont quelquefois, mais non toujours, sous la dépendance de l'infection syphilitique. Dans certains cas, l'ictère est simplement symptomatique d'un embarras gastro-hépatique vulgaire, provoqué par les médicaments. Dans d'autres cas, cet ictère est d'origine toxique; il est produit par l'action nocive du mercure sur le foie. On comprend combien il est important de déterminer la nature de l'ictère dans la syphilis, et de s'assurer que cet ictère n'est pas produit par la médication mercurielle; car alors il faudrait cesser l'administration du mercure au lieu de continuer à le prescrire à doses plus fortes. C'est seulement quand il est bien certain que la lésion hépatique est produite par la syphilis elle-même qu'il faut instituer ou continuer le traitement spécifique, qui ne présente d'ailleurs dans ce cas aucune indication particulière. C'est aux pilules de sublimé ou aux injections sous-cutanées solubles et à l'iodure de potassium qu'il faut avoir recours, comme dans toutes les syphilis viscérales.

Les *déterminations nerveuses* comptent parmi les manifestations extra-cutanées les plus fréquentes de la syphilis secondaire. Ces lésions nerveuses précoces indiquent toujours une virulence exceptionnelle de l'infection syphilitique, bien qu'elles soient aussi favorisées, dans une certaine mesure, par l'hérédité nerveuse ou par le tempérament nerveux.

Quoi qu'il en soit, la syphilis à son début peut porter son action sur les nerfs périphériques, sur l'encéphale et sur la moelle épinière. Les névrites syphilitiques, qui atteignent avec prédilection le nerf cubital, comme je l'ai montré dans plusieurs observations, les artérites cérébrales, les myélites diffuses demandent un traitement mixte, mercuriel et ioduré, très énergique. Il n'y a pas de temps à perdre pour arrêter les progrès de l'atrophie musculaire qui accompagne les névrites, pour prévenir le ramollissement cérébral et la paralysie, auxquels aboutit fatalement l'artérite encéphalique, pour enrayer la désorganisation de la moelle et la paraplégie incurable, qui sont les conséquences rapides de la myélite syphilitique précoce.

C'est aux injections mercurielles solubles qu'il faut s'adresser pour guérir des accidents aussi redoutables, aux injections de benzoate de mercure, à la dose de deux centigrammes par jour, auxquelles il convient de joindre l'iodure de potassium à haute dose, six à huit grammes par jour.

Le même traitement est applicable aux gommes périostiques précoces des os du crâne et, particulièrement, aux gommes orbitaires, qui ne sont pas rares et qui peuvent produire des paralysies oculaires.

e. — DURÉE DU TRAITEMENT DE LA SYPHILIS SECONDAIRE

Tel est le traitement qui convient aux diverses manifestations de la période secondaire de la syphilis.

La durée pendant laquelle le traitement doit être administré dépend en partie de la persistance plus ou moins longue des accidents.

Il y a des cas dans lesquels le traitement doit être presque continu. Ce sont ceux dans lesquels on voit les mêmes accidents récidiver indéfiniment sur place, ou persister dans la même région avec une ténacité désespérante.

C'est surtout à la langue et dans les régions plantaires et palmaires qu'on observe ces syphilides tenaces, dont le traitement ne peut triompher. A la langue, ce sont des plaques muqueuses ; à la paume des mains et à la plante des pieds, ce sont des syphilides squameuses psoriasiformes ou fissuriques, pour lesquelles on est obligé quelquefois d'avoir recours successivement à tous les modes d'administration du mercure avant d'arriver à un résultat, qui se fait même souvent longtemps attendre.

Il y a aussi des syphilis secondaires dans lesquelles les plaques muqueuses, sur des régions différentes, se reproduisent incessamment ; d'autres dans lesquelles l'éruption cutanée généralisée se prolonge, malgré le traitement, avec une durée anormale.

Pour tous ces cas, qu'il s'agisse de syphilides persistantes localisées à une région ou généralisées, il ne peut y avoir de règles précises pour l'administration du mercure. Il faut donner le traitement presque sans interruption, en le suspendant seulement de temps en temps et momentanément, quand il y a des menaces de stomatite mercurielle ou d'intoxication, ou des signes d'intolérance gastrique.

Dans ces cas rebelles, il est indispensable d'associer toujours l'iodure de potassium au mercure et de continuer même la médication iodurée dans les périodes pendant lesquelles on est obligé de suspendre le traitement mercuriel.

C'est également dans ces syphilides tenaces qu'il est nécessaire parfois d'augmenter la dose ordinaire du mercure. Au lieu de deux centigrammes de sublimé ou de benzoate de mercure en pilules ou en injections, il faut donner, par jour, soit trois pilules d'un centigramme de sublimé chacune, soit une injection sous-cutanée de deux centigrammes de benzoate, plus une pilule d'un centigramme de sublimé.

En dehors de ces cas exceptionnels, on peut, pour les syphilis ordinaires, normales, si je puis dire, et de moyenne intensité, poser certaines règles, relativement à la durée pendant laquelle le traitement doit être administré.

Ce traitement doit être intermittent et coupé par des intervalles de repos. Il est bien entendu que, si de nouveaux accidents apparaissaient pendant les périodes de repos, le traitement devrait être repris immédiatement, de sorte que les règles que je vais indiquer pour les différents modes d'administration du mercure ne sont pas absolues et comportent de nombreuses exceptions, commandées par les circonstances individuelles.

D'une manière générale, le mercure, employé en préparations solubles, soit par la voie buccale, à laquelle, sauf exceptions, il faut donner la préférence, soit en injections sous-cutanées, doit être prescrit pendant sept mois la première année, pendant cinq mois la seconde année, pendant quatre mois la troisième année et pendant deux mois la quatrième année.

Il faut associer l'iodure de potassium au mercure à partir de la deuxième année seulement et il faut le donner de préférence dans les mois pendant lesquels le malade n'absorbe pas de mercure.

Je commence habituellement, la première année, par prescrire le mercure pendant deux mois de suite, si le malade peut le supporter. On peut aussi instituer deux séries de traitement de trente jours, séparées par huit jours de repos.

Après ces deux mois de traitement initial, il est bon de suspendre le mercure pendant un mois, au bout duquel on ordonne un nouveau mois de traitement. Sur les huit mois qui restent pour terminer l'année, le malade aura quatre mois de traitement et quatre mois de repos, qui alterneront de mois en mois.

La seconde année sera organisée de la façon suivante : un mois de repos, un mois de traitement, un mois de repos, un mois de traitement, un mois et demi de repos, un mois de traitement, un mois et demi de repos, un mois de traitement, un mois de repos, un mois de traitement et un mois de repos.

L'iodure de potassium sera donné à la dose de un à deux grammes par jour pendant les deux périodes de six semaines au milieu de l'année, séparées l'une de l'autre par un mois de traitement mercuriel.

Pendant la troisième année, les quatre mois de traitement mercuriel seront séparés les uns des autres par deux mois de repos. L'iodure de potassium sera prescrit pendant trois des huit mois de repos à intervalles à peu près réguliers.

Les deux mois de traitement de la quatrième année seront de préférence un mois de printemps et un mois d'automne. L'iodure de potassium sera ordonné pendant trois des mois intercalaires, soit par périodes d'un mois, soit par périodes de quinze jours.

Les règles précédentes s'appliquent aussi bien aux pilules de sublimé qu'aux injections de benzoate de mercure, mais, pour ces dernières, la dose d'entretien doit être seulement d'un centigramme par jour.

Si l'on est amené à prescrire le mercure en frictions, celles-ci, d'une manière générale, ne doivent pas être faites pendant plus de vingt jours de suite, de sorte que, pour les frictions, dans chacune des quatre années, chaque mois de traitement mercuriel est seulement représenté par vingt jours.

Les règles du traitement sont plus difficiles à établir, si l'on est obligé de s'adresser aux injections insolubles.

Qu'il s'agisse de calomel ou d'huile grise, la règle ordinaire doit être, comme je l'ai dit plus haut, de ne pas injecter plus de cinq centigrammes de substance active à la fois. Chaque cure mercurielle, correspondant à un mois de pilules ou d'injections solubles, doit comprendre vingt-cinq à trente centigrammes de mercure ou de sel mercuriel, répartis en cinq ou six injections.

Ces injections seront faites, les deux premières à cinq ou six jours d'intervalle, la troisième au bout de huit jours; mais, pour la quatrième, il sera prudent d'attendre plus longtemps, dix ou quinze jours, à cause de l'accumulation du mercure dans l'organisme. Les injections suivantes devront être faites, de même, à dix ou quinze jours d'intervalle.

Ces délais nécessaires entre les injections font que chaque cure mercurielle par les injections massives, au lieu de durer un mois, durera cinq ou six semaines. Par conséquent, si l'on veut laisser un intervalle entre les cures, il faudra ou que cet intervalle soit plus court qu'avec les pilules ou les injections solubles, ou, si l'on veut qu'il soit de même durée, que le nombre des cures mercurielles dans une année soit moins grand. Si l'on veut laisser entre deux cures successives le même intervalle qu'avec les sels solubles, on ne pourra faire dans la première année que cinq cures mercurielles au lieu de sept.

Pour les trois années suivantes, le nombre des cures mercurielles diminuant d'année en année, il y a moins d'inconvénient à diminuer aussi l'étendue des périodes de repos. Pour la troisième et la quatrième année surtout, qui ne comportent que quatre et deux cures mercurielles, il est de peu d'importance de réduire l'intervalle qui doit séparer deux cures.

L'iodure de potassium sera prescrit, concurremment avec les frictions et les injections insolubles, de la même manière et pendant le même temps qu'avec les préparations solubles.

Je crois utile de répéter, d'ailleurs, que je ne conseille pas le mode de traitement par les injections insolubles, parce qu'il est infidèle et dangereux, et qu'on ne doit s'adresser à lui qu'obligé par les circonstances.

Cette méthode des traitements successifs et intermittents, continués en dehors de tout accident, quelle que soit la préparation qu'on emploie, méthode dont M. Fournier est le promoteur le plus autorisé, a pour but théorique de détruire le virus syphilitique, de neutraliser, en quelque sorte, l'intoxication générale de l'organisme. C'est certainement la méthode thérapeutique la plus logique, à laquelle je souscris sans restriction. Mais ce serait une erreur de croire qu'en pratique elle arrive toujours au résultat désiré. Elle diminue vraisemblablement la fréquence des accidents ultérieurs, des accidents tertiaires, surtout des accidents tertiaires graves, mais elle ne réussit pas à les supprimer dans tous les cas. Il faut reconnaître que la syphilis la mieux et la plus régulièrement traitée n'est pas toujours à l'abri des accidents tertiaires.

Cependant, après quatre ans de traitement régulièrement institué, comme je l'ai indiqué plus haut, et régulièrement suivi, on peut, dans la majorité des cas, considérer le syphilitique, sinon comme définitivement guéri, au moins comme inoffensif.

Toutefois, *si le syphilitique désire se marier* et se reproduire, il est prudent d'attendre encore et de le soumettre à une expectation d'une année, sans traitement. Si, pendant cette cinquième année, on ne voit apparaître aucun accident nouveau, on pourra permettre le mariage, après une nouvelle cure mercurielle et une nouvelle cure iodurée, d'un mois chacune.

Lorsque la femme d'un syphilitique marié dans ces conditions devient enceinte, il est nécessaire, bien que la mère soit saine et n'ait pas été contagionnée par son mari, de lui faire suivre un traitement mercuriel, pour prévenir l'infection héréditaire possible du fœtus. Cette pratique n'est pas commode à suivre, car, en vertu du secret médical prescrit par la loi, secret qu'il faut toujours observer, quelque immoral qu'il soit, on est obligé de dissimuler à la femme la nature du médicament qu'on lui fait prendre.

Ce traitement préventif de l'infection du fœtus doit être, à plus forte raison, prescrit quand c'est la femme qui est syphilitique et mariée avec un homme sain, et, à plus forte raison encore, quand les deux conjoints sont d'anciens syphilitiques.

Il n'est pas nécessaire ordinairement, dans ces syphilis anciennes, surtout quand on a affaire à des syphilis antérieurement bien traitées, de prescrire un traitement intensif pendant la grossesse. Un centigramme de sublimé par jour, en pilules, ou un centigramme de benzoate de mercure, en injection sous-cutanée, pendant une semaine sur deux, suffisent dans la généralité des cas.

S'il s'agit, au contraire, d'une femme enceinte dont la syphilis est encore en pleine activité, dans sa période secondaire, ou si la femme est atteinte d'accidents spécifiques pendant sa grossesse, le traitement mercuriel devra être institué d'une façon intensive, comme dans une syphilis secondaire grave, c'est-à-dire qu'il faudra avoir recours surtout aux injections mercurielles solubles de benzoate de mercure, à la dose de deux centigrammes par jour.

f. — TRAITEMENT DE LA SYPHILIS PENDANT LA GROSSESSE

La femme enceinte syphilitique, en période secondaire, doit être, en effet, traitée non seulement pour elle-même, mais aussi et surtout pour le produit de sa conception.

J'ai l'habitude de répartir le *traitement de la syphilis pendant la grossesse* de la manière suivante :

La malade doit prendre le traitement mercuriel durant toute la durée de sa grossesse, pendant trois semaines sur quatre. On commence par deux semaines d'injections quotidiennes de deux centigrammes de benzoate de mercure, suivies d'une semaine de pilules de sublimé, à raison de deux pilules d'un centigramme chacune, tous les jours; puis on laisse la femme se reposer une semaine et on recommence de la même façon les mois suivants. Il est bien entendu que, si la femme enceinte syphilitique est en même temps albuminurique, on doit prendre chez elle, pour l'institution du traitement mercuriel, les mêmes précautions que chez tous les syphilitiques atteints d'albuminurie.

Par ce traitement, à condition qu'il ait été commencé assez tôt, on obtient généralement de beaux enfants ou, au moins, des enfants qui paraissent indemnes à leur naissance, mais qui peuvent parfois être atteints plus tard d'accidents syphilitiques ou parasyphilitiques divers. Quelquefois, cependant, le traitement de la femme enceinte ne parvient pas à prévenir l'infection du fœtus et l'enfant doit être traité après sa naissance de la manière que j'indiquerai plus loin.

V

TRAITEMENT DE LA PÉRIODE TERTIAIRE

a. — TRAITEMENT GÉNÉRAL

Les détails dans lesquels je suis entré relativement à la posologie de la médication mercurielle pendant la période secondaire de la syphilis, abrégeront d'autant l'exposé du traitement qui convient à la période tertiaire.

Ce sont, en effet, les mêmes formules de pilules et d'injections sous-cutanées qui sont applicables aux deux périodes. Le traitement de toutes les manifestations de la syphilis est toujours le même; c'est toujours le mercure qui est le médicament spécifique par excellence.

Mais l'*iodure de potassium*, qui est déjà, dans la période secondaire, un adjuvant utile de la médication mercurielle, trouve dans la période tertiaire des indications constantes.

L'iodure de potassium n'est pas un spécifique comme le mercure; c'est surtout un résolutif des néoplasies syphilitiques. C'est pourquoi son action est si efficace dans les hyperplasies conjonctives qui caractérisent la plupart des lésions localisées de la syphilis tertiaire, qu'il s'agisse de tubercules cutanés ou de gommes, ou de prolifération embryonnaire ou fibreuse viscérale.

L'iodure de potassium doit donc être toujours associé au mercure dans toutes les manifestations de la période tertiaire de la syphilis : c'est ce qu'on appelle le *traitement mixte*. Mais, de même que nous avons vu le mercure produire facilement et rapidement, même à petites doses, chez certains sujets, des phénomènes d'intoxication et des accidents d'intolérance, de même il y a des organismes absolument intolérants pour les préparations iodurées, non seulement pour l'iodure de potassium, mais aussi pour l'iodure de sodium, qui est moins toxique que le précédent, tout en possédant une efficacité à peu près égale, et par lequel on a essayé quelquefois de le remplacer.

Les accidents d'intoxication iodique sont variables d'intensité, quelquefois légers et passagers, quelquefois graves. Le plus souvent, on observe seulement de l'enchifrènement, un peu de coryza et de larmoiement, qui se produisent au début du traitement et cessent après quelques jours d'accoutumance. Mais, dans d'autres cas, l'intoxication donne lieu à une céphalée intense, à une véritable inflammation des premières voies aériennes, de la pituitaire, de la muqueuse du pharynx et du larynx, parfois aussi à des hémorragies de ces muqueuses ou encore à des hémorragies cutanées, non seulement à des taches purpuriques, mais à des suffusions sanguines plus ou moins étendues.

La toxicité de l'iodure de potassium est, en effet, essentiellement hémorragipare et c'est dans la production de ces hémorragies multiples qu'est le principal danger de la médication iodurée.

L'intolérance de certains malades pour les iodures est telle, qu'il suffit d'une seule dose de cinquante centigrammes d'iodure de sodium, comme je l'ai observé deux fois, pour déterminer immédiatement une éruption purpurique. Chez ces malades, l'iode ne s'élimine qu'avec une extrême lenteur; on en trouve encore des traces dans l'urine au bout de huit jours. L'intolérance pour les préparations iodurées paraît donc tenir très nettement à un défaut de la perméabilité rénale. J'ai vu un cas de mort par hémorragie, provoqué par l'iodure de potassium, chez un homme traité pour une syphilis cérébrale grave, qui était en même temps atteint de néphrite interstitielle avec albuminurie. La médication iodurée détermina une hémorragie bronchique abondante, et l'accumulation du sang dans les voies aériennes produisit la mort rapide par suffocation et par asphyxie.

Il faut reconnaître, d'ailleurs, qu'en dehors du purpura, les hémorragies iodiques sont rares. Plus fréquemment on observe d'autres éruptions cutanées, principalement des érythèmes et de l'acné, qui peut devenir furonculeuse. Exceptionnellement, on a signalé des dermites bulleuses et ulcéreuses.

La multiplicité de ces accidents iodiques montre qu'il y a des sujets chez lesquels on ne peut prescrire l'iodure de potassium qu'avec une très grande difficulté et l'on se trouve ainsi, chez eux, privé d'un médicament précieux pour le traitement des accidents tertiaires de la syphilis.

Il m'a semblé, néanmoins, qu'on pouvait, dans une certaine mesure, remédier à cette susceptibilité fâcheuse. J'ai vu plusieurs fois l'administration de l'extrait de ratanhia, concurremment avec l'iodure de potassium, prévenir, chez des individus prédisposés, l'apparition du purpura iodique. On peut aussi remédier à l'intolérance stomacale de certains malades pour l'iodure de potassium et s'opposer parfois à la production du catarrhe oculo-nasal et de l'acné iodique, en faisant absorber, en même temps que le médicament, de l'eau de Vichy ou du bicarbonate de soude à la dose de 4 à 6 grammes par jour.

Dans certains cas, l'iodure de potassium, sans être, à proprement parler, toxique, ne peut être supporté par l'estomac et occasionne des vomissements. Il suffit alors d'administrer la solution iodurée en lavement pour la faire absorber sans inconvénient.

On a préconisé récemment, à la place de l'iodure de potassium, l'emploi de l'*huile iodée* en injections sous-cutanées.

L'huile iodée de Lafay, qui me semble jusqu'ici la meilleure, est dosée à 40 p. 100 d'iode; elle est produite par l'action de l'acide iodhydrique sur l'huile d'œillette. L'iode s'y trouve à l'état de combinaison organique, car la préparation ne donne aucune des réactions de ce métalloïde. Un gramme d'huile iodée contient autant d'iode que 0,50 centigrammes d'iodure de potassium.

Chez les malades qui supportent facilement, à la fois, l'iodure de potassium et le mercure, il faudra prescrire, en même temps, ces deux médicaments dans toutes les manifestations de la syphilis tertiaire.

Pour le mercure, suivant la gravité des accidents et suivant leur ténacité, on s'adressera soit à la forme pilulaire, par ingestion buccale, soit aux injections sous-cutanées solubles. La dose quotidienne habituelle sera, comme dans la période secondaire, de deux centigrammes de sublimé en pilules, ou de deux centigrammes de benzoate de mercure en injection. Quelquefois il sera nécessaire de donner trois centigrammes de sel mercuriel par jour, soit trois pilules d'un centigramme de sublimé, soit une injection de deux centigrammes de benzoate de mercure, plus une pilule d'un centigramme de sublimé. On a vu, d'ailleurs, que la même médication intensive était quelquefois indiquée aussi à la période secondaire.

Quant à l'iodure de potassium, il sera prescrit à dose variable suivant les cas, de deux à huit grammes par jour et même quelquefois davantage.

Lorsqu'on remplace l'iodure de potassium par l'huile iodée, la dose habituelle et quotidienne de celle-ci est de cinq centimètres cubes, en injection sous-cutanée.

b. — TRAITEMENT LOCAL DES SYPHILIDES CUTANÉES TERTIAIRES

Comme la syphilis secondaire, la syphilis tertiaire peut atteindre toutes les parties du corps, la peau, les muqueuses et les organes internes.

En dehors du traitement général, les lésions cutanées exigent aussi un traitement local, qui est ici d'autant plus important que les syphilides tertiaires sont ordinairement plus profondes que les syphilides secondaires, qu'elles sont toujours constituées par une infiltration embryonnaire du derme, que celle-ci évolue vers l'organisation fibreuse ou vers le ramollissement et l'ulcération.

Il y a donc, au point de vue général, deux sortes de syphilides cutanées tertiaires : les unes infiltrées et sèches, les autres ulcéreuses. Les premières demandent un traitement local résolutif; les autres ont besoin de pansements modificateurs.

Les syphilides sèches, papuleuses et tuberculeuses, seront recouvertes de sparadrap de Vigo *cum mercurio*. Ce topique est le plus employé ; c'est aussi le meilleur. C'est également avec un morceau de sparadrap de Vigo qu'il faudra recouvrir les gommes avant leur ramollissement.

Les ulcérations tertiaires, gommeuses ou autres, seront lavées fréquemment avec une solution de sublimé au millième et pansées soit avec la pommade au calomel au dixième, soit avec la poudre d'iodoforme ou d'aristol, soit aussi avec des bandelettes de sparadrap de Vigo.

Pour les syphilides ulcéro-croûteuses, le meilleur traitement consiste à respecter la croûte, quand elle est solide et adhérente, car elle constitue un pansement protecteur naturel, au-dessous duquel s'opère la cicatrisation de l'ulcération.

Dans certains cas, les ulcérations syphilitiques tertiaires présentent une complication que nous avons déjà signalée dans l'évolution du chancre syphilitique : c'est le *phagédénisme*. Ces ulcérations phagédéniques ont parfois une marche envahissante, dont tous les topiques modificateurs ont beaucoup de peine à triompher. Le meilleur traitement est celui que j'ai déjà indiqué pour le chancre phagédénique; il comprend des pulvérisations longues et fréquentes avec une solution faible de sublimé, l'application de poudre d'iodoforme ou de compresses imbibées d'une solution de chlorure de zinc au millième et des bains généraux prolongés.

c. — TRAITEMENT DES DÉTERMINATIONS VISCÉRALES ET NERVEUSES DE LA SYPHILIS TERTIAIRE

Le traitement des déterminations viscérales de la syphilis tertiaire est d'autant plus important que, dans la plupart des organes, les lésions syphilitiques se manifestent par les mêmes symptômes que d'autres affections de nature très différente, par des symptômes tellement semblables que, dans bien des cas, le diagnostic ne peut être éclairé que par le traitement d'épreuve. C'est seulement par le résultat positif ou négatif du traitement spécifique qu'on pourra déterminer la nature syphilitique ou non syphilitique d'une lésion.

Les considérations précédentes s'appliquent, en premier lieu, aux affections de la langue. Les *glossites tertiaires*, particulièrement les gommes de la langue, sont parfois très difficiles à distinguer du cancer. Dans ces cas de diagnostic douteux, c'est surtout, on pourrait même dire seulement, à la médication mercurielle qu'il faut s'adresser tout d'abord, car l'iodure de potassium est très dangereux dans le cancer et précipite l'évolution de la maladie. Lorsque le diagnostic de la syphilis est bien établi, c'est au contraire le traitement mixte qu'il faut instituer à haute dose. On prescrira les injections quotidiennes de sel mercuriel soluble, de benzoate de mercure à la dose de deux centigrammes par jour; en même temps, on administrera l'iodure de potassium à dose progressivement croissante, de deux à huit grammes par jour et même davantage.

C'est également par un traitement mixte énergique qu'il faudra combattre le *syphilome ano-rectal*. Cette affection exige de plus, souvent, une intervention chirurgicale, pour remédier à l'obstacle apporté au cours des matières par la néoplasie syphilitique.

La *syphilis hépatique*, qui ressemble beaucoup, dans bien des cas, à la cirrhose atrophique du foie, est également justiciable des injections mercurielles solubles et de l'iodure de potassium à haute dose. On voit donc combien il est important, en présence d'un malade atteint d'ascite et d'obstacle à la circulation veineuse du foie, de s'enquérir de son état pathologique antérieur et de rechercher la syphilis dans ses antécédents. Dans deux cas de sclérose hépatique, présentant les symptômes de la cirrhose atrophique du foie et dont la nature syphilitique a été constatée à l'autopsie, j'ai observé une particularité de l'ascite qui, si elle était confirmée par des observations nouvelles, pourrait être d'un grand secours dans les cas de diagnostic douteux; l'épanchement ascitique, ponctionné pendant la vie, présentait une coloration verdâtre due à la présence de la matière colorante de la bile.

Les lésions tertiaires de l'*appareil respiratoire* sont aussi parfois d'un diagnostic très difficile et l'on ne saurait trop recommander au médecin de penser toujours à la syphilis en présence d'une laryngite ou d'une pneumopathie chroniques. C'est surtout avec la tuberculose qu'on est exposé à confondre ces lésions tertiaires, bien que le diagnostic soit rendu beaucoup plus facile aujourd'hui par la constatation du bacille tuberculeux.

La *syphilis laryngée* ou *pulmonaire* doit être combattue par un traitement mixte énergique, comprenant les injections mercurielles solubles et l'iodure de potassium. Mais, ainsi que je l'ai déjà fait remarquer à propos du traitement de la syphilis secondaire, l'iodure de potassium peut avoir une action très funeste dans la syphilis laryngée, à cause de la congestion œdémateuse qu'il provoque souvent et qui peut déterminer des phénomènes d'asphyxie. Il ne faut donc prescrire l'iodure de potassium qu'à petite dose, dans la syphilis laryngée, et après avoir éprouvé la susceptibilité du malade; il est même préférable, dans bien des cas, de s'en abstenir.

Les *gommes du poumon* présentent tous les symptômes locaux et généraux de la phtisie pulmonaire et bien des cas curables de syphilis pulmonaire ont dû être méconnus, faute d'y avoir pensé. Le traitement des gommes pulmonaires ne diffère pas d'ailleurs de celui de toutes les lésions tertiaires viscérales; c'est encore aux injections solubles et à l'iodure de potassium qu'il faut s'adresser.

Même dans les cas où la nature tuberculeuse des lésions est confirmée par la constatation des bacilles caractéristiques dans les crachats, il peut être avantageux, chez les anciens syphilitiques, de donner le traitement spécifique. Celui-ci améliore souvent l'état général des malades et même leur état local.

Dans le *rein*, les lésions syphilitiques tertiaires sont des gommes, dont le traitement ne présente rien de particulier à noter, si ce n'est qu'il est nécessaire de vérifier de temps en temps la perméabilité rénale, afin d'éviter l'intoxication mercurielle ou iodique. J'ai dit que la véritable néphrite syphilitique, dont le traitement est beaucoup plus difficile et le pronostic plus grave, est une affection de la période secondaire. Chez les anciens syphilitiques, on peut observer la néphrite interstitielle, mais cette lésion est plutôt para-syphilitique, comme je le dirai plus loin, et le traitement spécifique n'a plus d'action sur elle ou n'a qu'une action très incertaine.

Les altérations *cardio-vasculaires* ne sont pas rares dans la période tertiaire de la syphilis et il faut avouer qu'elles sont souvent méconnues. Les *gommes du myocarde* se manifestent par des symptômes très vagues : angoisse précordiale, essoufflement, phénomènes mal déterminés d'angine de poitrine, quelquefois un peu d'arythmie cardiaque; ce sont les symptômes de toute myocardite, et, faute de renseignements sur une syphilis antérieure ou de constatation de traces d'anciennes syphilides, la nature de la lésion échappe facilement, jusqu'au jour où le malade succombe rapidement ou subitement par la rupture du cœur. On voit combien il est nécessaire, en présence d'une myocardite, de soupçonner la syphilis et quelle importance il y a à instituer de bonne heure un traitement mixte énergique, pour éviter une terminaison aussi redoutable.

Il est quelquefois utile, en même temps, de soutenir la contractilité du myocarde par l'administration de la caféine et de la digitale, comme dans toutes les myocardites.

Les *lésions vasculaires*, artérites et phlébites, dans la continuité des membres, en plus du traitement mixte mercuriel et ioduré, présentent les indications thérapeutiques ordinaires de toutes les artérites et de toutes les phlébites et sont exposées aux mêmes complications.

C'est surtout dans l'*encéphale* que les *artérites syphilitiques* sont fréquentes et c'est là aussi qu'elles comportent le pronostic le plus grave.

Les *hémiplégies* dues à la thrombose artérielle d'origine syphilitique ne sont pas rares, et, particulièrement chez les jeunes gens ou à l'âge moyen de la vie, il est de règle absolue, en présence d'une attaque apoplectiforme ou d'une hémiplégie, de penser toujours à la syphilis et de prescrire sans tarder le traitement mixte, des frictions mercurielles ou, de préférence, des injections sous-cutanées solubles et de l'iodure de potassium à haute dose. Ce traitement doit même être prescrit dans les cas où l'on ne trouve aucun antécédent syphilitique certain, si le malade ne porte en lui aucune autre cause d'hémiplégie, notamment s'il n'est pas atteint d'affection cardiaque. Dans le doute, il serait coupable de s'abstenir, car il faut toujours faire la part des syphilis ignorées.

La syphilis cérébrale ne se manifeste pas toujours et seulement par des artérites, mais aussi par des *méningites gommeuses*, par des *gommes périostiques* de la surface intra-cranienne et par des *exostoses* du crâne. Les symptômes sont évidemment variables suivant le siège et l'étendue de la néoplasie; en présence de paralysies incomplètes des membres, de monoplégies, de paralysies craniennes quelconques, notamment de paralysies oculaires, il faut toujours, sans hésiter, prescrire les injections mercurielles solubles et l'iodure de potassium, après avoir examiné les urines et vérifié la perméabilité rénale. La paralysie de la troisième paire, surtout, quand elle n'est pas due au tabes, est toujours de nature syphilitique.

Il y a aussi un certain nombre de méningites déterminées par des lésions syphilitiques, qui présentent des symptômes assez semblables à ceux de la méningite tuberculeuse et qui sont d'autant plus importantes à connaître qu'elles sont curables par le traitement spécifique.

Les *lésions médullaires* de la syphilis tertiaire reconnaissent plusieurs causes. L'altération de la moelle épinière peut être due à la compression exercée par une exostose ou une gomme des vertèbres ou par une méningite gommeuse rachidienne. Mais le type le plus commun de la myélite tertiaire est la *myélite transverse*. Quelle que soit sa lésion initiale, la syphilis médullaire est une des causes les plus fréquentes de la paraplégie. Toute paraplégie chez un ancien syphilitique, et même toute paraplégie d'origine incertaine, dont on ne trouve pas la cause évidente en dehors de la syphilis, doit être, sans délai, traitée par la médication spécifique. Cette règle est vraie dans tous les cas, à tous les âges, et l'on ne doit pas se laisser arrêter par les dénégations du malade qui, de très bonne foi, peut n'avoir pas souvenir de sa syphilis antérieure.

De la précocité du traitement dépend le succès de l'intervention thérapeutique. Si on laisse la sclérose s'établir et les dégénérescences secondaires se produire, le traitement antisyphilitique risque de demeurer impuissant. Ce traitement doit atteindre son maximum d'intensité et de rapidité; il faut prescrire une injection quotidienne de deux centigrammes de benzoate de mercure et donner l'iodure de potassium à la dose de quatre, six, huit et dix grammes par jour.

Il est utile, en même temps, de pratiquer des révulsions fréquentes le long de la colonne vertébrale sous forme de pointes de feu. Le traitement de la rétention d'urine et des matières fécales qui accompagne toute paraplégie ne présente ici aucune indication particulière.

Les *lésions osseuses et articulaires*, les exostoses, les périostoses, les gommes périostiques, les ostéites syphilitiques seront traitées par les pilules de sublimé ou les injections de benzoate de mercure et par l'iodure de potassium aux doses habituelles. Il est utile, en même temps, de recouvrir les exostoses et les périostoses des membres avec un emplâtre de Vigo *cum mercurio.*

Les gommes de la *voûte palatine* et du *voile du palais*, qui ne sont pas rares et qui, faute d'un traitement assez tôt institué, aboutissent à la *perforation*, demandent quelques soins locaux, quand cette perforation est effectuée. Il faut, pour exciter et pour activer là cicatrisation, toucher les bords de la perforation avec la solution de nitrate d'argent au cinquième ou même avec le nitrate acide de mercure, quand l'ulcération suit une marche envahissante. Dans quelques cas, des badigeonnages avec la teinture d'iode sont suffisants. Il est à peine besoin d'ajouter que la médication mercurielle et iodurée doit être prescrite comme d'habitude.

Le même traitement mixte doit être ordonné dans l'*orchite syphilitique*, sans modification spéciale. J'en dirai autant des autres déterminations viscérales de la syphilis tertiaire, que je ne mentionne pas en détail parce que leur médication ne présente rien de particulier.

Les lésions de la syphilis tertiaire, quel que soit leur siège, cèdent habituellement à un traitement spécifique bien institué, surtout quand celui-ci est institué à temps. En présence de cette efficacité du traitement mercuriel et ioduré, il y a lieu de se demander si l'on retirerait un avantage quelconque en traitant les malades une fois les accidents guéris; en d'autres termes, si la médication spécifique pourrait avoir une action préventive sur des manifestations ultérieures. Nous avons vu, en effet, que le traitement continué régulièrement pendant la période secondaire pouvait être utile pour neutraliser le virus syphilitique ou, au moins, pour diminuer la virulence de l'infection et pour prévenir les accidents tertiaires. Le traitement de la syphilis tertiaire, dans l'intervalle des manifestations morbides, ne présente certainement pas le même avantage. L'expérience a prouvé que ce traitement n'empêchait pas de nouveaux accidents de se produire. Il semble qu'arrivée à la période tertiaire, la syphilis soit définitivement installée dans l'organisme. A cette période, la syphilis n'est jamais guérie par le traitement spécifique; on guérit seulement les manifestations à mesure qu'elles se produisent, mais non la maladie elle-même.

On pourrait même dire qu'à aucune période la syphilis n'est sûrement guérie; elle peut être rendue latente par le traitement méthodique de la période secondaire, mais elle n'est pas éteinte, et ce qui le prouve, c'est qu'il n'existe dans la science aucun cas authentique de réinfection syphilitique.

VI

TRAITEMENT DES AFFECTIONS VISCÉRALES PARASYPHILITIQUES

La syphilis est capable, en plus de ses manifestations directes, d'exercer son influence sur la genèse de certaines affections, que M. Fournier a groupées sous le titre d'affections parasyphilitiques. Ces affections ne sont pas, à proprement parler, de nature, mais seulement d'origine syphilitique; le traitement spécifique a peu d'action sur elles; il est cependant légitime de les rattacher à la syphilis, car elles s'observent exclusivement chez d'anciens syphilitiques et on pourrait les désigner aussi sous le nom de lésions syphilitiques *quaternaires*.

De ce nombre est la *leucoplasie linguale*, appelée parfois improprement psoriasis ou pseudo-psoriasis lingual. M. Landouzy a dit avec raison que cette affection est propre aux syphilitiques. Tous les sujets chez lesquels j'ai observé la leucoplasie linguale étaient d'anciens syphilitiques et je n'hésite pas à affirmer de nouveau, comme je l'ai déjà soutenu, avec preuves à l'appui, au *Congrès de Dermatologie de 1900*, que toutes les leucoplasies sont d'origine syphilitique. Malgré cette origine, la leucoplasie à une période avancée n'est pas guérie par la médication spécifique.

La *paralysie générale* et le *tabes dorsal*, dont l'origine syphilitique n'est pas douteuse, sont également peu influencés, le plus souvent, par le traitement antisyphilitique.

Cependant, dans ces trois affections, il est de règle de prescrire le traitement spécifique, car leur incurabilité habituelle peut tenir à ce que ce traitement n'est pas institué assez tôt. J'ai observé et publié un cas d'ataxie locomotrice syphilitique, qui a été guéri par le traitement mixte et dont la guérison a été contrôlée par M. Potain.

Une semblable guérison est exceptionnelle; je crois même aujourd'hui que le cas auquel je viens de faire allusion n'était pas un tabes véritable, mais un pseudo-tabes, une polynévrite, car cette affection n'était pas encore nettement individualisée à l'époque où ce malade a été observé et traité; mais les améliorations sont moins rares, non seulement pour le tabes mais aussi pour la leucoplasie linguale; j'ai même vu plusieurs cas de leucoplasie linguale à la première période complètement guéris par un traitement mercuriel prolongé. Il n'y a que la paralysie générale vraie qui soit au-dessus de nos ressources thérapeutiques.

D'autres affections sur la production desquelles il est permis de croire que la syphilis exerce une certaine influence indirecte, l'artério-sclérose, la néphrite interstitielle, paraissent réfractaires au traitement spécifique.

Mais les anévrismes et, particulièrement, l'anévrisme de l'aorte, pour lequel on avait fondé le plus d'espérance sur l'action salutaire du mercure et de l'iodure de potassium, m'ont semblé subir des modifications appréciables du fait de cette médication. J'ai observé récemment un cas d'anévrisme de la crosse de l'aorte, chez un syphilitique, dans lequel la disparition de l'ectasie, sous l'influence du traitement mixte, par les injections de benzoate de mercure et l'iodure de potassium à haute dose, fut constatée par la radiographie. J'ai aussi guéri, par le traitement mixte, un anévrisme de la sous-clavière chez une ancienne syphilitique.

VII

TRAITEMENT DE LA SYPHILIS HÉRÉDITAIRE

Le traitement de la syphilis héréditaire ne diffère que par quelques modifications de détail de celui de la syphilis acquise, que je viens d'exposer aux diverses périodes de son évolution.

Il y a deux cas à considérer dans la syphilis héréditaire :

1° La syphilis congénitale proprement dite, dont les lésions existent au moment de la naissance ou apparaissent dans les premiers mois de la vie;

2° La syphilis héréditaire tardive.

La *syphilis congénitale*, caractérisée par le masque terreux spécial, par le pemphigus plantaire et palmaire, par le coryza, par les syphilides papuleuses cutanées, disséminées, faciales ou péri-anales, par les décollements épiphysaires, connus sous le nom de pseudo-paralysie de Parrot, par l'hypertrophie du foie et de la rate, cette syphilis congénitale, qui constitue la vraie syphilis infantile ou l'*hérédo-syphilis secondaire*, est justiciable de la médication mercurielle:

La préparation mercurielle la plus efficace est la liqueur de Van Swieten, administrée dans du lait, à la dose de dix à quinze gouttes, deux ou trois fois par jour, suivant l'âge de l'enfant et suivant sa tolérance pour le mercure.

J'ai l'habitude, chez les nouveau-nés et chez les enfants d'un à deux mois, de commencer par dix gouttes deux fois par jour dans une cuillerée de lait; au bout de quelques jours, je donne trois fois dix gouttes et j'arrive ordinairement, en augmentant graduellement, à trois fois quinze gouttes. Ces quarante-cinq gouttes quotidiennes de liqueur de Van Swieten, en calculant la goutte à cinq centigrammes, représentent 2 gr. 25 de liqueur, qui contiennent 2 milligr. 25 de sublimé.

Chez les enfants plus âgés on peut commencer d'emblée par trois fois dix gouttes et arriver plus rapidement à trois fois quinze gouttes de liqueur de Van Swieten.

Dans les cas où le sublimé en solution n'est pas supporté par le tube digestif, où il occasionne des vomissements et de la diarrhée, mais dans ces cas-là seulement, il faut prescrire la pommade mercurielle en frictions.

La dose quotidienne de la pommade est d'un à deux grammes; ces frictions doivent d'ailleurs être faites comme chez l'adulte.

Quand l'enfant présente des syphilides cutanées ulcéreuses, il est utile en même temps de lui donner tous les jours un bain de sublimé à la dose d'un gramme pour trois litres d'eau environ. La quantité de sublimé employée variera donc suivant la capacité de la baignoire; on ajoutera au sublimé une quantité égale de chlorure de sodium.

On devra aussi panser les ulcérations cutanées avec la pommade au calomel au dixième. La même pommade sera employée localement, dans les narines, pour traiter le coryza syphilitique.

Il est à peine besoin d'ajouter que l'enfant syphilitique sera nourri exclusivement par sa mère; si celle-ci n'a pas de lait, il faudra soumettre l'enfant à l'allaitement artificiel, mais à aucun prix il ne faut permettre qu'on lui donne une nourrice étrangère, qui serait presque fatalement contaminée. Il n'y a pas à se dissimuler, d'ailleurs, qu'avec l'allaitement artificiel, les nouveau-nés syphilitiques sont à peu près sûrement voués à la mort.

Quand l'enfant survit et guérit de ses lésions spécifiques, il y a lieu d'instituer chez lui, comme chez l'adulte, un traitement préventif, pour prévenir les manifestations syphilitiques ultérieures.

Ce traitement comprend des cures successives, mercurielles la première année, mercurielles et iodurées les années suivantes, distribuées et espacées comme dans la syphilis acquise de l'adulte. Qu'on emploie la liqueur de Van Swieten, à la dose précédemment indiquée, ou les frictions mercurielles, il faut prescrire sept cures mercurielles, de vingt à trente jours chacune, pendant la première année, cinq pendant la seconde année, quatre pendant la troisième et deux pendant la quatrième année. A partir de la seconde année, on devra associer l'iodure de potassium au mercure, à la dose de vingt à trente centigrammes par jour, pendant deux mois chaque année.

Ce traitement préventif n'empêche pas toujours les accidents tertiaires de se produire; dans d'autres cas, ceux-ci apparaissent sans avoir été précédés des manifestations secondaires de la syphilis infantile. Les deux éventualités constituent ce qu'on appelle la *syphilis héréditaire tardive*.

Ce sont ces *lésions tertiaires de la syphilis héréditaire* qui sont le plus facilement méconnues. On peut observer des altérations spécifiques dans tous les organes. Les principales sont : la kératite intersticielle; des lésions auriculaires, aboutissant à la surdité; des lésions du squelette nasal, produisant l'écrasement du nez; des lésions ulcéreuses du pharynx; des lésions osseuses portant principalement sur le tibia; des altérations hépatiques; des lésions pulmonaires ressemblant à la phtisie et, enfin, une méningite gommeuse, dont le tableau symptomatique simule, à s'y méprendre, celui de la méningite tuberculeuse.

Toutes ces lésions syphiliques tertiaires héréditaires sont justiciables du traitement mixte. Le mercure et l'iodure de potassium doivent être prescrits conjointement, à des doses variables suivant l'âge des sujets, de la même manière que dans la syphilis acquise.

On peut observer aussi des *lésions parasyphilitiques héréditaires* et des *dystrophies* d'origine syphilitique (*Hérédo-syphilis quaternaire et quintaire*); mais ces lésions, dont les plus connues sont les altérations dentaires, des arrêts de développement, dus principalement à l'ossification prématurée du cartilage épiphysaire, certains cas d'hydrocéphalie, etc., ces lésions et d'autres encore, dont il n'y a pas lieu de faire ici une énumération plus détaillée, ne sont que des conséquences éloignées de la syphilis. Le traitement spécifique ne peut avoir aucune action sur les dystrophies, et les lésions parasyphilitiques elles-mêmes sont peu influencées, le plus souvent, par ce traitement.

A l'exception des lésions parasyphilitiques, appartenant soit à la syphilis acquise, soit à la syphilis héréditaire, la médication spécifique guérit, dans la généralité des cas, toutes les manifestations syphilitiques.

De toutes les maladies, la syphilis est certainement celle sur laquelle la thérapeutique a le plus d'action.

Cependant, il est juste de reconnaître que le traitement antisyphilitique le plus énergique et le mieux institué n'est pas toujours efficace. Il y a des syphilis qui sont plus fortes que le traitement, aussi bien des syphilis héréditaires que des syphilis acquises, à l'une quelconque des périodes de la maladie, quel que soit l'âge du malade, mais surtout dans la première enfance et dans la vieillesse, à cause de la débilité naturelle des âges extrêmes.

Coulommiers. — Imp. Paul BRODARD.

RÉCENTES PUBLICATIONS MÉDICALES [1]

Décembre 1904.

La Pratique Dermatologique

Traité de Dermatologie appliquée

PUBLIÉ SOUS LA DIRECTION DE MM.

ERNEST BESNIER, L. BROCQ, L. JACQUET

PAR MM.

AUDRY, BALZER, BARBE, BAROZZI, BARTHÉLEMY, BÉNARD, ERNEST BESNIER
BODIN, BRAULT, BROCQ, DE BRUN, COURTOIS-SUFFIT
DU CASTEL, A. CASTEX, J. DARIER, DÉHU, DOMINICI, W. DUBREUILH
HUDELO, L. JACQUET, JEANSELME, J.-B. LAFFITTE, LENGLET
LEREDDE, MERKLEN, PERRIN, RAYNAUD, RIST, SABOURAUD, M. SÉE,
G. THIBIERGE, F. TRÉMOLIÈRES, VEYRIÈRES.

4 volumes richement cartonnés toile, illustrés de 823 figures en noir et de 89 planches en couleurs. . . . . **156** *fr.*
Chaque volume est vendu séparément.

TOME I. — 1 vol., avec 230 fig. en noir et 24 planches en coul. **36** fr.

Anatomie et Physiologie de la Peau. — Pathologie générale de la Peau. — Symptomatologie générale des Dermatoses. — Acanthosis nigricans. — Acnés. — Actinomycose. — Adénomes. — Alopécies. — Anesthésie locale. — Balanites. — Bouton d'Orient. — Brûlures. — Charbon. — Classifications dermatologiques. — Dermatites polymorphes douloureuses. — Dermatophytes. — Dermatozoaires. — Dermites infantiles simples. — Ecthyma.

TOME II. — 1 vol., avec 168 fig. en noir et 21 planches en coul. **40** fr.

Eczéma. — Électricité. — Eléphantiasis. — Epithéliomes. — Eruptions artificielles. — Erythème. — Erythrasma. — Erythrodermes. — Favus. — Folliculites. — Furonculose. — Gale. — Gangrène cutanée. — Gerçures. — Greffe. — Hématodermites — Herpès. — Hydroa vacciniforme. — Ichtyose. — Impétigo. — Kératodermie symétrique. — Kératose pilaire — Langue.

TOME III. — 1 vol., avec 201 fig. en noir et 19 planches en coul. **40** fr.

Lèpre — Lichen. — Lupus. — Lymphadénie cutanée. — Lymphangiome — Madura (Pied de). — Mélanodermies. — Milium et Pseudo-Milium. — Molluscum contagiosum. — Morve et Farcin. — Mycosis fongoïde. — Nævi. — Nodosités cutanées. — Œdème. — Ongles. — Maladie de Paget. — Papillomes. — Pelade. — Pellagre. — Pemphigus. — Perlèche. — Phtiriase. — Pian. — Pityriasis, etc.

TOME IV. — 1 vol., avec 213 fig. en noir et 25 pl. en coul. **40** fr.

Poils. — Prurigo. — Prurit. — Psoriasis. — Psorospermose. — Purpura. — Rhinosclérome. — Sarcomes. — Sclérodermie. — Séborrhée. — Séborrhéides. — Sensibilité. — Sudorales (Glandes). — Tatouages. — Trichophytie. — Trophonévroses. — Tuberculides. — Tuberculoses. — Tumeurs. — Ulcères. — Urticaire. — Vergetures. — Verrues. — Vitiligo. — Xanthomes. — Xeroderma. — Zona.

[1] *La librairie Masson et Cⁱᵉ envoie gratuitement et franco sur demande les catalogues suivants :* Catalogue général. — Catalogues de l'Encyclopédie scientifique des Aide-Mémoire : *I. Section de l'ingénieur. — II. Section du biologiste.* — Catalogues des ouvrages d'enseignement.

Traité
de Physiologie

PAR

J.-P. MORAT | **Maurice DOYON**
PROFESSEUR A L'UNIVERSITÉ DE LYON | PROFESSEUR ADJOINT A LA FACULTÉ DE LYON

5 volumes grand in-8°, avec figures dans le texte. En souscription. **60 fr.**

Volumes publiés :

I. — **Fonctions élémentaires.** Prolégomènes, contractions, par J.-P. MORAT. — Sécrétion; milieu intérieur, par M. DOYON. 1 vol. avec 194 figures . . **15** fr.

II. — **Fonctions d'innervation**, par J.-P. MORAT. 1 vol. grand in-8°, avec 263 figures en noir et en couleurs . . . . **15** fr.

III. — **Fonctions de nutrition.** — Circulation, par M. DOYON; Calorification, par J.-P. MORAT. 1 vol. gr. in-8°, avec 173 fig. en noir et en couleurs. . . . **12** fr.

IV. — **Fonctions de nutrition** (*suite et fin*). — Respiration; excrétion, par J.-P. MORAT; Digestion; absorption, par M. DOYON. 1 vol. gr. in-8°, avec 167 fig. en noir et en couleurs . . . . **12** fr.

SOUS PRESSE :

Tome V : **Fonctions de relation, fonctions de reproduction.**

Traité élémentaire
de Clinique Thérapeutique

Par le Dr Gaston LYON
Ancien chef de clinique médicale à la Faculté de médecine de Paris.

CINQUIÈME ÉDITION REVUE ET AUGMENTÉE

1 vol. grand in-8° de 1654 pages. Relié peau . . . . **25** fr.

Formulaire Thérapeutique

PAR MM.

G. LYON | **P. LOISEAU**
Ancien interne des hôpitaux | Ancien interne des hôpitaux
Ancien chef de clinique à la Faculté | Ancien préparateur
de médecine | à l'École supérieure de Pharmacie

AVEC LA COLLABORATION DE

E. LACAILLE
Assistant à la Clinique médicale de la Faculté de l'Hôtel-Dieu

M. MARCHAIS | **Paul-Émile LÉVY**
Anciens Internes des hôpitaux de Paris

TROISIÈME ÉDITION REVUE

1 vol. in-18 *tiré sur papier indien très mince, relié maroquin souple.* . . . **6** fr.

CHARCOT — BOUCHARD — BRISSAUD

BABINSKI — BALLET — P. BLOCQ — BOIX — BRAULT — CHANTEMESSE — CHARRIN
CHAUFFARD — COURTOIS-SUFFIT — DUTIL — GILBERT — GUIGNARD — L. GUINON
GEORGES GUINON — HALLION — LAMY — LE GENDRE — MARFAN
MARIE — MATHIEU — NETTER — ŒTTINGER — ANDRÉ PETIT
RICHARDIÈRE — ROGER — RUAULT — SOUQUES — THOINOT
THIBIERGE — TOLLEMER — FERNAND WIDAL

TRAITÉ DE MÉDECINE

DEUXIÈME ÉDITION
(Entièrement refondue)

PUBLIÉE SOUS LA DIRECTION DE MM.

BOUCHARD	BRISSAUD
Professeur à la Faculté de médecine de Paris Membre de l'Institut.	Professeur à la Faculté de médecine de Paris Médecin de l'hôpital St-Antoine.

10 volumes grand in-8°, avec figures dans le texte
En Souscription (Décembre 1904) . . . . **150** francs.

TOME Iᵉʳ — 1 vol. grand in-8° de 845 pages, avec figures dans le texte : **16** fr.
Les bactéries. — Pathologie générale infectieuse. — Troubles et maladies de la nutrition. — Maladies infectieuses communes à l'homme et aux animaux.

TOME II — 1 vol. grand in-8° de 896 pages, avec figures dans le texte : **16** fr.
Fièvre typhoïde. — Maladies infectieuses. — Typhus exanthématique. — Fièvres éruptives. — Erysipèle. — Diphtérie. — Rhumatisme articulaire aigu. — Scorbut.

TOME III — 1 vol. grand in-8° de 702 pages, avec figures dans le texte : **16** fr.
Maladies cutanées. — Maladies vénériennes. — Maladies du sang. — Intoxications.

TOME IV — 1 vol. grand in-8° de 680 pages, avec figures dans le texte : **16** fr.
Maladies de l'estomac. — Maladies du pancréas. — Maladies de l'intestin. — Maladies du péritoine. — Maladies de la bouche et du pharynx.

TOME V — 1 vol. grand in-8° de 944 pages, avec figures en noir et en couleurs
dans le texte : **18** fr.
Maladies du foie et des voies biliaires. — Maladies du rein et des capsules surrénales. — Pathologie des organes hématopoïétiques et des glandes vasculaires sanguines, moelle osseuse, rate, ganglions, thyroïde, thymus.

TOME VI — 1 vol. grand in-8° de 612 pages, avec figures dans le texte : **14** fr.
Maladies du nez et du larynx. — Asthme. — Coqueluche. — Maladies des bronches. — Troubles de la circulation pulmonaire. — Maladies aiguës du poumon.

TOME VII — 1 vol. grand in-8° de 550 pages, avec figures dans le texte : **14** fr.
Maladies chroniques du poumon. — Phtisie pulmonaire. — Maladies de la plèvre. — Maladies du médiastin.

TOME VIII — 1 vol. grand in-8° de 580 pages, avec figures dans le texte : **14** fr.
Maladies du cœur. — Maladies des vaisseaux sanguins.

TOME IX — 1 vol. grand in-8° avec figures dans le texte : **18** fr.
Maladies de l'encéphale. — Maladies de la protubérance et du bulbe. — Maladies intrinsèques et extrinsèques de la moelle épinière. — Maladies des méninges. — Syphilis des centres nerveux.

TOME X — 1 vol. grand in-8° avec figures dans le texte. (*Sous presse.*)

Traité de
Technique Opératoire

PAR MM.

CH. MONOD
Professeur agrégé
Chirurgien de l'Hôpital Saint-Antoine
Membre de l'Académie de Médecine

J. VANVERTS
Ancien interne lauréat des Hôpitaux de Paris
Chef de Clinique
à la Faculté de Médecine de Lille

2 vol. grand in-8°, formant 1960 pages et illustrés de 1908 figures. **40** *fr.*

Précis d'Obstétrique

PAR MM.

A. RIBEMONT-DESSAIGNES
Agrégé de la Faculté de médecine
Accoucheur de l'hôpital Beaujon
Membre de l'Académie de médecine

G. LEPAGE
Professeur agrégé
à la Faculté de médecine de Paris
Accoucheur de l'hôpital de la Pitié

SIXIÈME ÉDITION

AVEC 568 FIGURES DANS LE TEXTE DONT 400 DESSINÉES PAR M. **RIBEMONT-DESSAIGNES**

1 vol. grand in-8° de 1420 pages, relié toile . . . . . **30** fr.

Traité de Gynécologie
Clinique et Opératoire

PAR

SAMUEL POZZI
Professeur de Clinique Gynécologique à la Faculté de Médecine de Paris,
Membre de l'Académie de Médecine, Chirurgien de l'Hôpital Broca.

Quatrième édition entièrement refondue

AVEC LA COLLABORATION DE

F. JAYLE
Chef de Clinique à la Faculté de Paris.

TOME I. — Asepsie et Antisepsie. — Anesthésie. — Moyens de réunion et d'hémostase. — Exploration gynécologique. — Métrites. — Fibromes utérins. — Cancer de l'utérus. — Déplacements de l'utérus. 1 vol. grand in-8°, d'environ 800 pages avec figures dans le texte, relié toile . . . . **20** fr.

TOME II. — Maladies des annexes. — Tuberculose génitale. — Grossesse extra-utérine. — Maladies du vagin. — Maladies de la vulve. — Malformations (*sous presse*).

Traité de

Pathologie générale

PUBLIÉ PAR

CH. BOUCHARD

MEMBRE DE L'INSTITUT, PROFESSEUR A LA FACULTÉ DE MÉDECINE DE PARIS

SECRÉTAIRE DE LA RÉDACTION

G.-H. ROGER

Professeur à la Faculté de médecine de Paris, Médecin des hôpitaux.

COLLABORATEURS :

MM. ARNOZAN — D'ARSONVAL — BENNI — P. BEZANÇON — R. BLANCHARD — BOINET — BOULAY — BOURCY — BRUN — CADIOT — CHABRIÉ — CHANTEMESSE — CHARRIN — CHAUFFARD — J. COURMONT — DEJERINE — PIERRE-DELBET — DEVIC — DUCAMP — MATHIAS DUVAL — FÉRÉ — GAUCHER — GILBERT — GLEY — GOUGET — GUIGNARD — LOUIS GUINON — J.-F. GUYON — HALLÉ — HÉNOCQUE — HUGOUNENQ — M. LABBÉ — LAMBLING — LANDOUZY — LAVERAN — LEBRETON — LE GENDRE — LEJARS — LE NOIR — LERMOYEZ — LESNÉ — LETULLE — LUBET-BARBON — MARFAN — MAYOR — MENETRIER — NETTER — PIERRET — RAVAUT — G.-H. ROGER — GABRIEL ROUX — RUFFER — SICARD — RAYMOND TRIPIER — VUILLEMIN — FERNAND WIDAL.

6 volumes grand in-8°, avec figures dans le texte : **126** fr.

TOME I. 1 vol. de 1018 pages avec figures dans le texte : **18** fr.

Introduction à l'étude de la pathologie générale. — Pathologie comparée de l'homme et des animaux. — Considérations générales sur les maladies des végétaux. — Pathogénie générale de l'embryon. Tératogénie. — L'hérédité et la pathologie générale. — Prédisposition et immunité. — La fatigue et le surmenage. — Les Agents mécaniques. — Les Agents physiques. Chaleur. Froid. Lumière. Pression atmosphérique. Son. — Les Agents physiques. L'énergie électrique et la matière vivante. — Les Agents chimiques. Les caustiques. — Les intoxications.

TOME II. 1 vol. de 940 pages avec figures dans le texte : **18** fr.

L'Infection. — Notions générales de morphologie bactériologique. — Notions de chimie bactériologique. — Les microbes pathogènes. — Le sol, l'eau et l'air, agents des maladies infectieuses. — Des maladies épidémiques. — Sur les parasites des tumeurs épithéliales malignes. — Les parasites.

TOME III. 1 vol. de 1400 pages, avec fig. publié en 2 fasc. : **28** fr.

Fasc. I. — Notions générales sur la nutrition à l'état normal. — Les troubles préalables de la nutrition. — Les réactions nerveuses. — Les processus pathogéniques de deuxième ordre. — Fasc. II. — Considérations préliminaires sur la physiologie et l'anatomie pathologiques. — De la fièvre. — L'hypothermie. — Mécanisme physiologique des troubles vasculaires. — Les désordres de la circulation dans les maladies. — Thrombose et embolie. — De l'inflammation. — Anatomie pathologique générale des lésions inflammatoires. — Les altérations anatomiques non inflammatoires. — Les tumeurs.

TOME IV. 1 vol. de 719 pages avec figures dans le texte : **16** fr.

Evolution des maladies. — Sémiologie du sang. — Spectroscopie du sang. Sémiologie. — Sémiologie du cœur et des vaisseaux. — Sémiologie du nez et du pharynx nasal. — Sémiologie du larynx. — Sémiologie des voies respiratoires. — Sémiologie générale du tube digestif.

TOME V. 1 vol. de 1180 pages in-8°, avec nombreuses fig. : **28** fr.

Sémiologie du foie. — Pancréas. — Analyse chimique des urines. — Analyse microscopique des urines (Histo-bactériologie). — Le rein, l'urine et l'organisme. — Sémiologie des organes génitaux. — Sémiologie du système nerveux.

TOME VI. 1 vol. de 935 pages : **18** fr.

Les troubles de l'intelligence. — Sémiologie de la peau. — Sémiologie de l'appareil visuel. — Sémiologie de l'appareil auditif. — Considérations générales sur le diagnostic et le pronostic. — Diagnostic des maladies infectieuses par les méthodes de laboratoire. — La diazoréaction d'Ehrlich. — Valeur de la formule hémoleucocytaire dans les maladies infectieuses. — Cyto-diagnostic des épanchements séro-fibrineux et du liquide céphalo-rachidien. — Ponction lombaire. — Applications cliniques de la cryoscopie. — L'épreuve du vésicatoire. — De l'élimination provoquée comme méthode de diagnostic. — Les rayons de Rœntgen et leurs applications médicales. — Thérapeutique générale. — Hygiène.

Traité des Maladies de l'Enfance

Deuxième Édition, revue et augmentée

PUBLIÉE SOUS LA DIRECTION DE MM.

J. GRANCHER	**J. COMBY**
Professeur à la Faculté de Paris	Médecin
Membre de l'Académie de Médecine	de l'Hôpital des Enfants-Malades

5 volumes grand in-8° avec figures dans le texte. *En souscription.* **100** fr.

TOME I. — 1 volume de 1060 pages, avec figures : **22** fr.
TOME II. — 1 volume de 964 pages, avec figures : **22** fr.
TOME III. — 1 volume de 994 pages, avec figures : **22** fr.
TOME IV. — 1 volume de 1076 pages avec figures : **22** fr.

Sous presse : **TOME V** et dernier.

Manuel de Pathologie interne

PAR

Georges DIEULAFOY

Professeur de Clinique médicale à la Faculté de médecine de Paris
Médecin de l'Hôtel-Dieu
Membre de l'Académie de médecine

Quatorzième édition, entièrement refondue et considérablement augmentée.

4 volumes in-16 diamant, avec figures en noir et en couleurs, cartonnés à l'anglaise, tranches rouges. . . . . **32** fr.

TRAITÉ DE CHIRURGIE

Publié sous la direction

DE MM.

Simon DUPLAY	Paul RECLUS
Professeur à la Faculté de médecine de Paris	Professeur agrégé à la Faculté de médecine de Paris
Chirurgien de l'Hôtel-Dieu	Chirurgien des hôpitaux
Membre de l'Académie de médecine.	Membre de l'Académie de médecine.

PAR MM.

**BERGER — BROCA — PIERRE DELBET — DELENS — DEMOULIN
J.-L. FAURE — FORGUE — GÉRARD-MARCHANT — HARTMANN — HEYDENREICH
JALAGUIER — KIRMISSON — LAGRANGE — LEJARS
MICHAUX — NÉLATON — PEYROT — PONCET — QUÉNU — RICARD
RIEFFEL — SEGOND — TUFFIER — WALTHER**

DEUXIÈME ÉDITION, ENTIÈREMENT REFONDUE

8 forts volumes grand in-8ᵉ, avec nombreuses figures dans le texte. . . **150 fr.**

TOME PREMIER. 1 fort vol. de 912 pages, avec 218 figures . . **18 fr.**

Reclus. Inflammations. — Traumatismes. — Maladies virulentes.
Quénu. Des Tumeurs.

Broca. Peau et tissu cellulaire sous-cutané.
Lejars. Lymphatiques, muscles, synoviales tendineuses et bourses séreuses.

TOME II. 1 fort vol. de 996 pages, avec 361 figures. . . . . . **18 fr.**

Lejars. Nerfs.
Michaux. Artères.
Quénu. Maladies des veines.

Ricard et Demoulin. Lésions traumatiques des os.
Poncet. Affections non traumatiques des os.

TOME III. 1 fort vol. de 940 pages, avec 285 figures. . . . . **18 fr.**

Nélaton. Traumatismes, entorses, luxations, plaies articulaires.
Lagrange. Arthrites infectieuses et inflammatoires.

Quénu. Arthropathies. Arthrites sèches. Corps étrangers articulaires.
Gérard-Marchant. Maladies du crâne.
Kirmisson. Maladies du rachis.
Simon Duplay. Oreilles et Annexes.

TOME IV. 1 fort vol. de 896 pages, avec 354 figures. . . . . **18 fr.**

Delens. Œil et annexes.
Gérard-Marchant. Nez, fosses nasales, pharynx nasal et sinus.

Heydenreich. Mâchoires.

TOME V. 1 fort vol. de 948 pages, avec 187 figures. . . . . . **20 fr.**

Broca. Vices de développement de la face et du cou. Face, lèvres, cavité buccale, gencives, langue, palais et pharynx.
Hartmann. Plancher buccal, glandes salivaires, œsophage et larynx.

Broca. Corps thyroïde.
Walther. Maladies du cou.
Peyrot. Poitrine.
Delbet. Mamelle.

TOME VI. 1 fort vol. de 1127 pages, avec 218 figures. . . . . . **20 fr.**

Michaux. Parois de l'abdomen.
Berger. Hernies.
Jalaguier. Contusions et plaies de l'abdomen. Lésions traumatiques et corps étrangers de l'estomac et de l'intestin.
Hartmann. Estomac.

Jalaguier. Occlusion intestinale. Péritonites. Appendicite.
Faure et Rieffel. Rectum et Anus.
Quénu. Mésentère. Rate. Pancréas.
Segond. Foie.

TOME VII. 1 fort vol. de 1272 pages, avec 297 figures dans le texte. **25 fr.**

Walther. Bassin.
Rieffel. Affections congénitales de la région sacro-coccygienne.

Tuffier. Rein. Vessie. Uretères. Capsules surrénales.
Forgue. Urètre et prostate.
Reclus. Organes génitaux de l'homme.

TOME VIII. 1 fort vol. de 971 pages, avec 163 figures dans le texte. **20 fr.**

Michaux. Vulve et Vagin.
Pierre Delbet. Maladies de l'utérus.

Segond. Annexes de l'utérus, ovaires, trompes, ligaments larges, péritoine pelvien.
Kirmisson. Maladies des membres.

TABLE ALPHABÉTIQUE des 8 volumes du *Traité de Chirurgie.*

TRAITÉ
de
Chirurgie d'urgence

PAR

Félix LEJARS
Professeur agrégé à la Faculté de médecine de Paris
Chirurgien de l'Hôpital Tenon, membre de la Société de Chirurgie

QUATRIÈME ÉDITION, REVUE ET AUGMENTÉE

820 figures (dont **478** dessinées d'après nature par le Dr **E. DALEINE**
et 167 photographies originales) et **16 planches hors texte en couleurs.**
Un volume grand in-8°, de 1046 pages. Relié toile. . **30** fr.

Précis de
Technique opératoire

Par

les PROSECTEURS de la FACULTÉ de MÉDECINE de PARIS

Avec Introduction par le Professeur Paul BERGER

Le Précis de Technique opératoire est divisé en 7 volumes.

Tête et cou, par Ch. Lenormant. — **Thorax et membre supérieur**, par A. Schwartz. — **Abdomen**, par M. Guibé. — **Appareil urinaire et appareil génital de l'homme**, par Pierre Duval. — **Pratique courante et Chirurgie d'urgence**, par Victor Veau. — **Membre inférieur**, par Georges Labbey. — **Appareil génital de la femme**, par R. Proust.

Chaque volume, cartonné toile et illustré d'environ 200 figures,
la plupart originales. . . . **4** fr. **50**

Vient de paraître :

L'Alimentation
et les Régimes
Chez l'Homme sain et chez les Malades

PAR

Armand GAUTIER
Membre de l'Institut et de l'Académie de médecine,
Professeur à la Faculté de médecine de Paris.

DEUXIÈME ÉDITION REVUE ET AUGMENTÉE
Un volume in-8° avec figures, broché. 10 fr.

Manuel de Pathologie externe, par MM. RECLUS,

KIRMISSON, PEYROT, BOUILLY, professeurs agrégés à la Faculté de médecine de Paris, chirurgiens des hôpitaux. *Septième Édition entièrement refondue et illustrée de nombreuses figures.* 4 volumes in-8° . . . . **40** fr.

Chaque volume est vendu séparément. . . . . **10** fr.

Cours de Dermatologie exotique, par

E. JEANSELME, professeur agrégé à la Faculté de médecine de Paris, médecin des hôpitaux. 1 volume in-8°, avec 5 cartes et 108 figures en noir et en couleurs. . . . . **10** fr.

Précis d'Histologie, par Mathias DUVAL, professeur

d'histologie à la Faculté de médecine de Paris, membre de l'Académie de médecine. *Deuxième édition, revue et augmentée.* 1 fort volume grand in-8° de 1020 pages, avec 427 figures dans le texte. . **18** fr.

Précis de Manuel opératoire, par L.-H.

FARABEUF, professeur à la Faculté de médecine de Paris, membre de l'Académie de médecine. *Nouvelle édition.* 1 volume in-8°, avec 799 figures dans le texte. . . . . **16** fr.

L'Anesthésie localisée par la Cocaïne,

par le Dʳ **Paul RECLUS**, professeur agrégé à la Faculté de médecine de Paris, chirurgien de l'hôpital Laënnec, membre de l'Académie de médecine. 1 vol. petit in-8°, avec 59 figures dans le texte. . . . **4** fr.

Les Tumeurs du Rein, par J. ALBARRAN, professeur

agrégé à la Faculté de médecine de Paris, et **L. IMBERT**, professeur agrégé à la Faculté de médecine de Montpellier. 1 volume grand in-8° avec 106 figures dans le texte, en noir et en couleurs. . . . **20** fr.

Nouveaux procédés d'exploration (*Leçons*

de Pathologie générale), professées à la Faculté de Paris, par **Ch.** **ACHARD**, agrégé, médecin de l'hôpital Tenon, recueillies et rédigées par **P. SAINTON** et **M. LŒPER**. *Deuxième édition revue et augmentée.* 1 vol. gr. in-8° avec figures dans le texte en noir et en couleurs. **8** fr.

Les Maladies microbiennes des Ani-

maux, par Ed. **NOGARD**, professeur à l'École d'Alfort, et **E. LE-CLAINGHE**, professeur à l'École de Toulouse. *Troisième édition, entièrement refondue et considérablement augmentée.* 2 volumes grand in-8°. . . . . **22** fr.

Les Maladies infectieuses, par G.-H. ROGER, pro-

fesseur agrégé à la Faculté de médecine de Paris, médecin de l'hôpital de la porte d'Aubervilliers, membre de la Société de Biologie. 1 vol. in-8° de 1520 pages publié en 2 fascicules avec figures dans le texte. . . . . **28** fr.

Encyclopédie Scientifique

des Aide-Mémoire

PUBLIÉE SOUS LA DIRECTION DE

H. LÉAUTÉ

Membre de l'Institut

Au 1ᵉʳ Décembre 1904, 354 VOLUMES publiés

Chaque ouvrage forme 1 volume petit in-8°, vendu :

Broché . . . . . . **2** fr. **50** | Cartonné toile. . . . . **3** fr.

Derniers volumes parus dans la section du **Biologiste** :

L'Hygiène scolaire, par le Dʳ J. DELOBEL.

Analyse chimique du sang, par H. LABBÉ, chef de Laboratoire à la Faculté de médecine de Paris.

La Pelade, par les Dʳˢ A. CHATIN et F. TRÉMOLIÈRES.

Prophylaxie du Paludisme, par A. LAVERAN, membre de l'Institut et de l'Académie de médecine.

Photothérapie, La Lumière, agent biologique et thérapeutique, par A. CHATIN, préparateur chef adjoint du Laboratoire d'Electrothérapie à l'hôpital Saint-Louis et M. CARLE, ancien chef de clinique des maladies cutanées à la Faculté de médecine de Lyon.

Moustiques et Maladies infectieuses, *Guide pratique pour l'étude des moustiques*, par les Dʳˢ EDMOND et ETIENNE SERGENT, de l'Institut Pasteur de Paris, avec une préface du Dʳ E. ROUX.

Les épanchements pleuraux liquides, par P. LE DAMANY, professeur à l'Ecole de médecine de Rennes.

L'Oxyde de carbone (Hygiène expérimentale), par N. GRÉHANT, professeur au Muséum.

L'Insuffisance surrénale, par E. SERGENT, ancien interne, médaille d'or des Hôpitaux, et L. BERNARD, chef de clinique adjoint à la Faculté.

L'Alcoolisme et la Lutte contre l'Alcool en France, par le Dʳ ROMME, préparateur à la Faculté de médecine de Paris.

La Lutte sociale contre la Tuberculose, par le Dʳ ROMME.

L'Insuffisance hépatique, par A. GOUGET, médecin des hôpitaux.

Maladies des Organes respiratoires : Méthode d'exploration ; signes physiques, par le Dʳ LÉON FAISANS, médecin de l'hôpital de la Pitié. 2ᵉ *édition*.

Examen et Séméiotique du Cœur: Signes physiques, par le Dʳ P. MERKLEN, médecin de l'hôpital Saint-Antoine. 2ᵉ *édition*.

Aliénés méconnus et condamnés, par les Dʳˢ F. PACTET, médecin en chef de l'Asile de Villejuif, et HENRI COLIN, médecin des Asiles de la Seine et de l'Asile d'aliénés criminels de Gaillon. 2 vol. I. *Les aliénés devant la justice*. — II. *Les aliénés dans les prisons*.

Technique bactériologique, par R. WURTZ, professeur agrégé, médecin des hôpitaux de Paris. 2ᵉ *édition*, *revue et augmentée*.

Maladies des Voies urinaires, par P. BAZY, chirurgien des hôpitaux. 2ᵉ *édition*. 4 vol.

La Péritonite tuberculeuse, par le Dʳ G. MAURANGE.

L'Analyse biologique des Eaux potables, par le Dʳ J. GASSER.

Notions de Laryngoscopie utiles aux médecins, par J.-F. COLLET.

Précis élémentaire de Dermatologie en 5 volumes, par L. BROCQ, médecin des hôpitaux, et L. JACQUET, ancien interne de Saint-Louis. 2ᵉ *édition*.

Les Poisons de l'Organisme, par A. CHARRIN, professeur agrégé, médecin des hôpitaux, directeur adjoint du laboratoire de Pathologie générale, assistant au Collège de France. 3 vol.

La Syphilis, par le Dʳ VOUZELLE, ancien interne des hôpitaux. I. *Chancre et syphilis secondaire*. — II. *Syphilis tertiaire*.

Dysenterie aiguë et chronique, par A. GALLIOT, médecin en chef résident à l'hôpital maritime Saint-Mandrier de Toulon. 2 vol. I. *Symptomatologie, Traitement, Prophylaxie*. — II. *Etiologie, Bactériologie, Anatomie pathologique*.

Les Catalogues spéciaux de l'Encyclopédie Léauté (Section du Biologiste. Section de l'Ingénieur) sont envoyés sur demande.

Traité de Physique Biologique

PUBLIÉ SOUS LA DIRECTION DE MM.

D'ARSONVAL — CHAUVEAU — GARIEL - MAREY

SECRÉTAIRE DE LA RÉDACTION

M. WEISS
Ingénieur des Ponts et Chaussées
Professeur agrégé à la Faculté de médecine de Paris

3 vol. in-8° brochés. En souscription jusqu'à la publication du tome III.   **70** fr.

TOME PREMIER, *Mécanique, Actions moléculaires, Chaleur*, avec 591 fig.   **25** fr.
TOME SECOND, *Radiations. — Optique*, avec 665 fig. . . . .   **25** fr.

SOUS PRESSE : ***Tome Troisième et dernier*** (*Électricité. — Acoustique*).

Les Sérothérapies

LEÇONS DE THÉRAPEUTIQUE ET MATIÈRE MÉDICALE
Professées à la Faculté de médecine de l'Université de Paris

Sérothérapie générale. — Sérothérapie préventive du tétanos. — Sérothérapie antivenimeuse. — Sérothérapie antistreptococcique. — Sérothérapie antidiphtérique : traitement du croup. — Sérothérapie des maladies infectieuses : peste, syphilis, tuberculose. — Sérothérapie artificielle : tuberculine, malléine.

PAR

Le Dr L. LANDOUZY
Professeur de Clinique médicale à la Faculté de médecine de Paris,
Médecin de l'hôpital Laënnec,
Membre de l'Académie de médecine.

1 vol. in-8° jésus de XVI-530 pages, avec 27 figures dans le texte et une planche en couleur hors texte, cartonné à l'anglaise. . . . .   **20** fr.

Introduction à l'Étude ❧ ❧ ❧ ❧ ❧ ❧ ❧
❧ ❧ ❧ ❧ ❧ ❧ ❧ ❧ ❧ ❧ de la Médecine

PAR

Le Docteur H. ROGER
Professeur à la Faculté de Médecine de Paris, Médecin de l'hôpital d'Aubervilliers.

Deuxième édition

1 volume in-8°, cartonné, suivi d'un lexique. Broché, **9** francs ; cartonné, **10** francs.

BIBLIOTHÈQUE
d'Hygiène thérapeutique

FONDÉE PAR

Le Professeur PROUST

Membre de l'Académie de médecine, Médecin de l'Hôtel-Dieu
Inspecteur général des Services sanitaires.

Chaque ouvrage forme un volume in-16, cartonné toile, tranches rouges,
et est vendu séparément : **4** fr.

VOLUMES PARUS :

L'Hygiène du Goutteux (*Deuxième édition*), par le Professeur PROUST et A. MATHIEU, médecin de l'hôpital Andral.

L'Hygiène de l'Obèse, par le Professeur PROUST et A. MATHIEU.

L'Hygiène des Asthmatiques, par E. BRISSAUD, professeur à la Faculté de Paris, médecin de l'hôpital Saint-Antoine.

L'Hygiène du Syphilitique, par H. BOURGES, préparateur au laboratoire d'hygiène de la Faculté de médecine.

Hygiène et Thérapeutique thermales, par G. DELFAU, ancien interne des hôpitaux de Paris.

Les Cures thermales, par G. DELFAU, ancien interne des hôpitaux.

L'Hygiène du Neurasthénique (*Deuxième édition*), par le Professeur PROUST et G. BALLET, professeur agrégé, médecin des hôpitaux de Paris.

L'Hygiène des Albuminuriques, par le Dr SPRINGER, chef du laboratoire de la Faculté de médecine à l'hôpital de la Charité.

L'Hygiène des Tuberculeux, par le Dr CHUQUET, ancien interne des hôpitaux de Paris, médecin consultant à Cannes, avec une préface du Dr DAREMBERG, correspondant de l'Académie de médecine.

Hygiène et Thérapeutique des Maladies de la Bouche, par le Dr CRUET, dentiste des hôpitaux de Paris, avec préface du Professeur LANNELONGUE.

L'Hygiène des Diabétiques, par le Professeur PROUST et A. MATHIEU, médecin de l'hôpital Andral.

L'Hygiène des Maladies du Cœur, par le Dr VAQUEZ, agrégé à la Faculté de Paris, médecin des hôpitaux, avec une préface du Professeur POTAIN.

L'Hygiène du Dyspeptique, par le Dr LINOSSIER, professeur agrégé à la Faculté de médecine de Lyon, membre correspondant de l'Académie de médecine.

Hygiène thérapeutique des Maladies des Fosses nasales, par MM. les Drs LUBET-BARBON et R. SARREMONE.

Traité d'Hygiène

Par A. PROUST
Professeur à la Faculté de médecine de Paris
Membre de l'Académie de médecine, du Comité consultatif d'hygiène publique de France

Troisième Édition revue et considérablement augmentée

AVEC LA COLLABORATION DE :

A. NETTER   et   **H. BOURGES**
Professeur agrégé   Chef du laboratoire d'hygiène à la Faculté
Membre du Comité consultatif d'hygiène publique   de médecine

OUVRAGE COURONNÉ PAR L'INSTITUT ET LA FACULTÉ DE MÉDECINE

1 volume in-8° de 1250 pages, avec 205 figures et cartes dans le texte. . . . . **25** fr.

Revue de Gynécologie et de Chirurgie Abdominale

Paraissant tous les deux mois, sous la direction de
S. POZZI
Professeur à la Faculté de Paris, Membre de l'Académie de Médecine
Secrétaire de la Rédaction : **F. JAYLE**

La *Revue de Gynécologie et de Chirurgie Abdominale* est publiée en 6 fascicules de chacun 200 pages environ, et forme un fort volume très grand in-8°.

ABONNEMENT : FRANCE. **28** fr. UNION POSTALE, **30** fr.

Nouvelle Iconographie de la Salpêtrière

Fondée en 1888 par J.-M. CHARCOT
PAUL RICHER   ALBERT LONDE
PUBLIÉE SOUS LA DIRECTION DES PROFESSEURS
F. RAYMOND   A. JOFFROY   A. FOURNIER
SECRÉTAIRE DE LA RÉDACTION : **HENRY MEIGE**

Prix de l'abonnement annuel : PARIS, **25** fr. DÉPARTEMENTS, **27** fr. UNION POSTALE, **28** fr.

REVUE NEUROLOGIQUE

ORGANE OFFICIEL DE LA SOCIÉTÉ DE NEUROLOGIE
RECUEIL SPÉCIAL D'ANALYSE DES TRAVAUX CONCERNANT LE SYSTÈME NERVEUX ET SES MALADIES
Sous la direction de E. BRISSAUD et P. MARIE

SECRÉTAIRE DE LA RÉDACTION : **D͏ʳ Henry MEIGE**

Paraissant le 15 et le 30 de chaque mois.

La **Revue neurologique** est le seul organe français qui analyse tous les travaux français et étrangers concernant le Système Nerveux et ses maladies.
Prix de l'abonnement annuel : PARIS ET DÉPARTEMENTS, **30** fr. UNION POSTALE, **32** fr.

Bulletin de l'Institut Pasteur

REVUES et ANALYSES

DES TRAVAUX DE MICROBIOLOGIE, MÉDECINE, BIOLOGIE GÉNÉRALE, PHYSIOLOGIE
CHIMIE BIOLOGIQUE

dans leurs rapports avec la BACTÉRIOLOGIE

COMITÉ DE RÉDACTION :
G. BERTRAND — A. BESREDKA — A. BORREL — C. DELEZENNE
A. MARIE — F. MESNIL
de l'Institut Pasteur de Paris

Le Bulletin paraît deux fois par mois en fascicules grand in-8°, d'environ 50 pages.
ABONNEMENT ANNUEL : PARIS, **22** fr. — DÉPARTEMENTS et UNION POSTALE, **24** fr.